看護のための
モニター
心電図
ガイドブック

田中喜美夫
田中循環器内科クリニック院長

サイオ出版

はじめに

—— 目は心の鏡である　…孟子

—— 心電図は心臓の鏡である　…喜美夫

—— 求めよ　さらば与えられん
　　尋ねよ　さらば見出さん
　　門を叩け　さらば開かれん　…マタイによる福音書

—— 知識を獲得せよ　さらば心電図が見える
　　わからなければ質問せよ　さらば心電図が理解できる
　　実際の心電図を解読せよ　さらば心電図をモノにできる
　　　　　　　　　　　　　…キミオによる福音書

2019年 7月

田中　喜美夫

看護のための
モニター心電図ガイドブック
C O N T E N T S

第1章 心臓と心電図の原理

1 心臓電気伝導原理編 10

原則1 | 心臓は電気刺激で収縮・拡張する
血液のポンプ 10

原則2 | 心臓は洞結節というペースメーカーから
周期的に電気信号を発信する 16

原則3 | 房室間の唯一の通り道は、
房室接合部（房室結節＋ヒス束）である 16

原則4 | 電気は房室結節でタメをつくり、
ヒス束を通って心室に出る 18

原則5 | 電気は心室に出た後、脚、プルキンエ線維という
高速伝導路に乗って速やかに収縮を完了する 20

2 正常心電図編 22

原則6 | 心電図の波形は心房由来か心室由来の
どちらかである 22

原則7 | 洞結節からの信号はまず心房を収縮させ、
心電図ではP波として見られる 22

原則8 | PQ間隔は房室間の興奮の
潜伏時間を反映する 22

原則9 | QRS波は心室の収縮を現す 22

原則10 | T波は心室の興奮から回復過程を見ている 23

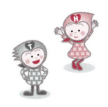

3 心臓電気伝導の性質編 ……… 25

原則11 | 心臓は電気が通った後、しばらくの間、
刺激に反応しない不応期をつくる ……… 25

原則12 | 不応期は心房筋＜心室筋＜左脚
＜右脚＜房室結節の順で長い ……… 26

原則13 | 相対不応期（受攻期）の心筋は
不安定な状態にある ……… 26

原則14 | 刺激伝導系には自動能があり、洞結節が
いちばん強力。下位ほど能力が低下する ……… 27

原則15 | 自動能は信号が入るとリセットされる ……… 29

第2章 正常心電図 —心拍数を測ろう—

原則16 | PP間隔一定15～30コマ、PQ間隔一定
5コマ、QRS波は3コマ ……… 32

■脚ブロックについて ……… 41

第3章 心肺停止 ―待ったなしの状況が起こったとき―

1 心肺停止だ、待ったなし ································ 46

2 心肺蘇生法
（CPR：cardiopulmonary resuscitation）······ 46

3 心肺停止（CPA）の心電図波形
── 除細動が必要か ── ································· 48

第4章 不整脈編

1 不整脈のつかまえ方 ································ 54
不整脈の判読法　不整脈でない心電図

2 洞性P波から読み解く不整脈 ··········· 58
洞不整脈　洞性頻脈　洞性徐脈　上室性期外収縮

3 異所性調律から読み解く心電図 ········ 75
心房頻拍

4 P波が見つからない心電図 ·············· 77
心房細動　心房粗動　発作性上室性頻拍

5 PQ間隔が長い、P波のあとに
QRS波がない ····································· 90
1度房室ブロック
2度房室ブロック（ウェンケバッハ型）
2度房室ブロック（モビッツⅡ型）
3度房室ブロック（完全房室ブロック）
高度房室ブロック
房室ブロックの特徴

6 PQ間隔が短い ... 102
副伝導路　WPW症候群

7 幅広QRS波を解析する ... 108
心室性期外収縮　心室頻拍　心室細動

8 人工ペースメーカー ... 120
ペースメーカーのしくみと実際
ペースメーカーの心電図

第5章 練習問題 ... 133

さくいん ... 148

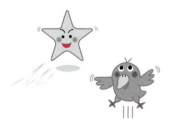

一緒に学ぶ友達を紹介します！

よろしくね！

とっくん　　は〜ちゃん

ふっ…

異所信号

血液くんず

洞結節くん　　流れている血液くんず

信号

Hisどり　　興奮中！

ZZz…

第1章

心臓と心電図の原理

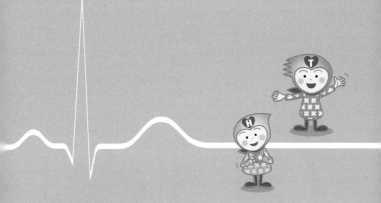

はじめに心臓と心電図の原理を理解しましょう。
といっても、「それが難しいんだよね」といって、
早くも拒否反応が出ていませんか。大丈夫です。
一緒に勉強していきましょう。

1 心臓電気伝導原理編

原則 1 心臓は電気刺激で収縮・拡張する血液のポンプ

1 収縮と拡張

　心臓という容器は筋肉の袋でできていて、筋肉が縮むと袋の容積が小さくなって血液を絞り出します。筋肉がダラっとリラックスすると袋の容積が大きくなって血液を吸い込むというしくみになっています（図1-1）。

　心臓の筋肉を心筋といいます。この心筋が縮んで血液を絞り出すことを収縮、緩んで袋を大きくして血液を吸い込むことを拡張といいます。筋肉は電気の刺激で収縮し、刺激が去っていくと拡張します。

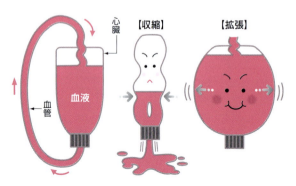

図1-1　収縮と拡張

2　肺循環と大循環

　心臓は、4つの部屋に分かれています。

　では、紙になるべく大きくハートマークを書いてみましょう。そして次に真ん中に縦に実線を、横にキザギザ線を入れてください。この縦の線は、中央で左右を隔てているので、中隔といいます。次に、左右の部屋の上と下にチューブを書き足してください。計4本のチューブが手足のように四方に出っ張りましたね。このチューブは血管です。

　この右側の部屋（向かって左側）が右心系といって、全身から血液を吸い込んで、肺に送り出すポンプ系で、上の吸い込む血管が大静脈、送り出す血管が肺動脈です。

　もう片方の左側（向かって右側）の部屋を左心系といい、肺から血液を吸い込んで、全身臓器に送り出すポンプ系です。肺から心臓に入るので、上の血管は肺静脈、左心系から全身に出ていく血管を大動脈といいます。

　肺動脈から肺を巡って心臓に入る血液の流れを肺循環といい、右心系がポンプとなっています。

　大動脈から全身臓器を通って大静脈から右心系に戻る循環を大循環といい、左心系がポンプの役割を担います（図1-2）。つまり心臓は2つのポンプが合体してできていて、1回の収縮で肺と全身臓器に同時に血液を送り、拡張時に肺と全身から血液を受け取るしくみになっています。

3　心房と心室

　先ほどのハートのなかに、横にギザギザ線を入れましたが、上の部屋が心房、下の部屋が心室です（図1-3）。実

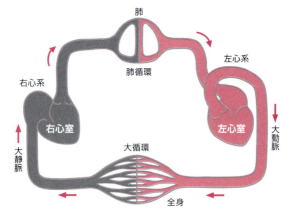

図1-2　肺循環と大循環(体循環)

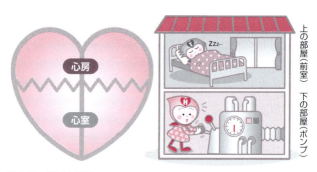

図1-3　心房と心室

際に肺と全身に血液を送り出す筋肉ポンプの働きは下の部屋の心室が受け持っています。心房は心室に送る血液を、全身あるいは肺から受け取って一時ためた後、拡張した心室に十分に送り込んで心室のポンプ機能を補助する役目です。

　心房は補助ポンプともいえる存在で、心室が拡張して容

積を大きくしているときに、心房は収縮して心室に血液を送り出し、心室が収縮しているときは、心房は拡張して、肺あるいは全身から血液を吸い込んでいます(**図1-4**)。

さてもう一度ハートの絵を見ましょう。右上の部屋は右心系の心房ですから、**右心房**といい、全身から大静脈に集められた血液を受け取って**右心室**に送り出し、その右心室は、肺動脈で肺に血液を送る、肺循環のメインポンプです。同じように左には、肺からの血液を肺静脈から心臓に吸い込む**左心房**、さらに、大動脈から全身に血液を送るメインポンプの**左心室**があります(**図1-5**)。

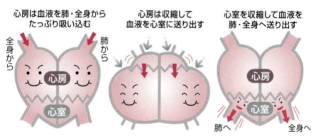

図1-4 ポンプの働き

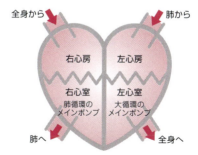

図1-5 心臓の4つの部屋

4　動脈弁と房室弁

　血液の流れは常に一方向性となっており、心臓には逆流を防ぐ弁（バルブ）が備わっています。

　心室の出口にあって、送り出した血液が心室に逆流するのを防いでいるのが動脈弁で、右心系では肺動脈から右心室への逆流を防ぐ肺動脈弁です。左心系では大動脈からの左心室への逆流を防ぐ大動脈弁が付いていて、それぞれ、心室の収縮時に動脈側にめくれて開放し、収縮が終わって動脈側の圧力が心室よりも高くなると、めくれた弁が閉じて逆流を防止します。

　同様に心房と心室の間、つまり心室の入口にも房室弁という逆流防止弁があります。

　右心系は、3枚の弁からなる三尖弁、左心系は2枚の弁

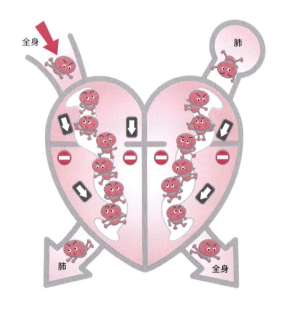

14

で僧侶の帽子のように見える僧帽弁です。心臓には心室の出入り口に1つずつ弁があり、右左で計4つの弁があります。

そして、縦線は中隔でしたね。心房を左右に分ける中隔を心房中隔、心室を左右に分ける中隔を心室中隔といいます。横のギザギザ線は、そう房室弁ですね。右心系のギザ線は三尖弁、左心系のギザ線は僧帽弁です。

血液の交通が下つまり心房から心室へ血液が流入するので心室の出口、肺動脈・大動脈の根元にも、ギザ線で肺動脈弁、大動脈弁を書いておきましょう（図1-6）。

5　固有心筋と刺激伝導系

ポンプとして収縮・拡張する心房筋・心室筋を固有心筋または作業心筋といいます。これに対して効率よいポンプ機能を果たすために、心臓を管理・調整する心筋を特殊心筋または刺激伝導系といいます。

刺激伝導系には、上流から洞結節、房室結節－ヒス束、脚～プルキンエ線維があります。

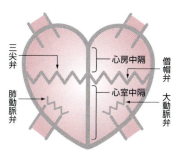

図1-6　心臓にある弁と中隔

原則 2 | 心臓は洞結節というペースメーカーから周期的に電気信号を発信する

　前項で、心筋は電気刺激によって収縮し、刺激がなくなると拡張するといいました。

　この電気刺激の発生場所が洞結節です。信号が伝わって流れていくことを伝導といいます。

　さて、ハートマークを思い出してください。右心房の向かって左上、胸に当てた場合は右上に星印を付けましょう。

　そこが洞結節です。正常なら1分間に50～100回くらいのペースの規則正しい周期で電気信号を出しています（図1-7）。

原則 3 | 房室間の唯一の通り道は、房室接合部（房室結節＋ヒス束）である

　彼とのデート中に、ハートの形をした池をみつけまし

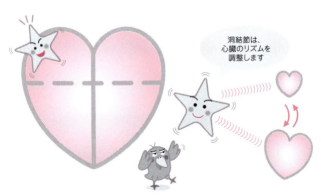

図1-7　洞結節はペースメーカー

た。そこであなたは水面に石を投げてみることにしました。石が落ちたところを中心に円形の波紋が広がります。

　この状態が、そのまま心臓の電気信号の動きに当てはまります。石は洞結節、水面は心臓です。洞結節からの電気信号は心房の中を波紋のように広がって、心房の筋肉を収縮させるのです。心房内を広がった電気信号は心室に伝わるのですが、心房と心室との間には、通り道が1つしかありません。

　現在のハートマークの縦線と横線の交点部分を注目してください。心房側に星のマークを、つなげて心室側に橋のマークを描きましょう。この交点部分が心房と心室の間の関所、その名も**房室結節**で、それに続く**ヒス束**と合わさって通り道をつくっています。この2つを合わせて**房室接合部**といいます（図1-8）。

　人間の身体は雷で感電してしまうくらいですから、電気

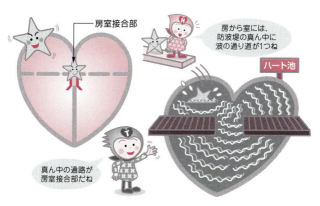

図1-8　心房と心室を結ぶ房室接合部

をよく通します。しかし、房室間は電気が通らず、唯一の通り道が房室結節＋ヒス束の房室接合部なのです。

原則 4 | 電気は房室結節でタメをつくり、ヒス束を通って心室に出る

　なぜ、わざわざ心房心室間は房室接合部だけを通り道にしているのでしょうか。実はそこに、心臓がその血液ポンプとしての機能を効率よく果たすためのしかけが潜んでいるのです。

　電気が伝導する速さは、まさに一瞬で、洞結節からの電気信号は瞬く間に心臓に広がり、もし房室結節という関所がなかったら、ほとんど同時に心臓全体が収縮してしまいます。これでは、心房から絞り出された血液が十分に心室に入ってこないうちに心室が収縮を始めるので、効率がとても悪いわけです。

　まず、心房が血液をたっぷりと心室内に送り出し、その後、心室を収縮させ、血液を効率よく送り出すというのが理想的な収縮です（図1-9）。

　これを実現するために、心臓には刺激伝導系という特殊な伝導線維が存在するのです。上から見ると洞結節、房室結節＋ヒス束（房室接合部）、脚、プルキンエ線維です。

　まず、洞結節。これは先ほど説明したとおり、電気信号を規則正しく発信（ファイヤー）します。信号はさざ波のように心房に伝わり、心房内の血液を心室内に絞り出します。この絞り出しの間、電気は刺激伝導系のメンバーの房室結節内で、"待て"のサインが出されているため、心室に出ていけません。心房が十分に血液を絞り出したのが確認

されると、その後やっと"行け"のサインが出されて、心室の興奮が始まるのです（図1-10）。

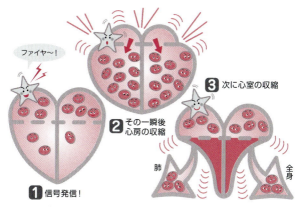
図1-9 心臓の電気伝導と血液の流れ

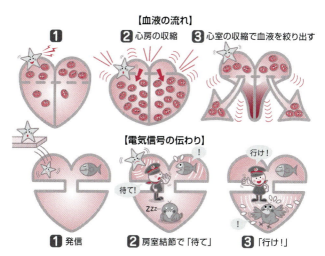
図1-10 血液の流れと電気信号の伝わり

心房の収縮が始まってヒス束を通って、"行け"サインが出るまでは0.06〜0.12秒とわずかな時間です。このタメのおかげで、心房からの血液が心室内にたっぷり充満します。その後の収縮に備えるので、ポンプ機能の効率化にはとても大切な時間になっています。

原則 5 | 電気は心室に出た後、脚、プルキンエ線維という高速伝導路に乗って速やかに収縮を完了する

再度、ハートマークを出しましょう。房室結節から下にちょっとだけ下に線を引きます。これがヒス束です。

房室接合部から下に二股に分けて、右室側と左室側にいちばん下まで線を引くと、これがそれぞれ右脚と左脚、そこからハートマークの外側縁に引いた線はプルキンエ線維といい、みんな刺激伝導グループのメンバーです（図1-11）。

これらはすべて心筋よりも伝導速度が速く、一瞬の間に電気を心臓全体に伝える仕事、いってみれば高速道路の役割を担います。しかも順序正しく効率よく絞り出しができるように設計された、優れものの高速道路です。

もしこの高速道路がなかったら、電気は無秩序に一般道路を広がっていくので、とても効率の悪い収縮になってしまいます。

ここで、心臓電気伝導原理編の5原則をもう一度復習しておきましょう。

原則1 心臓は電気刺激で収縮・拡張する血液のポンプ
原則2 心臓は洞結節というペースメーカーから周期的に電気信号を発信する
原則3 房室間の唯一の通り道は房室接合部（房室結節＋ヒス束）である
原則4 電気は房室結節でタメをつくり、ヒス束を通って心室に出る
原則5 電気は心室に出た後、脚・プルキンエ線維という高速伝導路に乗って、速やかに収縮を完了する

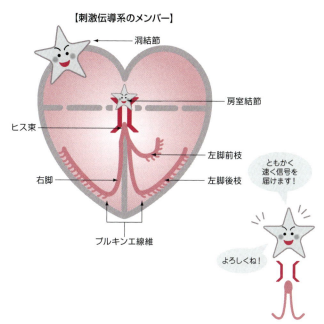

図1-11 刺激伝導系のしくみ

2 正常心電図編

原則 6 | 心電図の波形は、心房由来か心室由来のどちらかである

　心電図は心臓の電気活動を表現しますが、心電図に描出される波形は、心房由来の波と心室由来の波だけです。つまり心房筋か心室筋からの電位しか心電図には出てこないということを知っておきましょう。

原則 7 | 洞結節からの信号はまず心房を収縮させ、心電図ではP波として見られる

　心房の収縮は、心電図ではP波として見られます。

原則 8 | PQ間隔は房室間の興奮の潜伏時間を反映する

　心房からの電気信号は房室結節でスピードダウンし、ゆっくりゆっくり伝導します。そのため、心房と心室の収縮には時間差ができます。P波つまり心房の収縮開始からQRS波（下記）すなわち心室の収縮開始までの時間がPQ間隔で、この時間差を反映します。

原則 9 | QRS波は心室の収縮を現す

　房室結節でゆっくり伝導した信号は、時間差をつくってヒス束で心室に伝わります。心室内は脚・プルキンエ線維

で素早く・効率よく心室を収縮させます。

これは心電図上 QRS波 として見られます。

原則 10 | T波は心室の興奮からの 回復過程を見ている

QRS波で心室の隅々まで信号が行きわたり、心室は収縮します。T波 は心室筋がクールダウンして元の静止状態に戻っていく過程を示しています。

＊

P波は心房由来、QRS-T は心室由来で、P〜QRST の周期的な繰り返しが心臓の正常サイクルです（**図1-12**）。

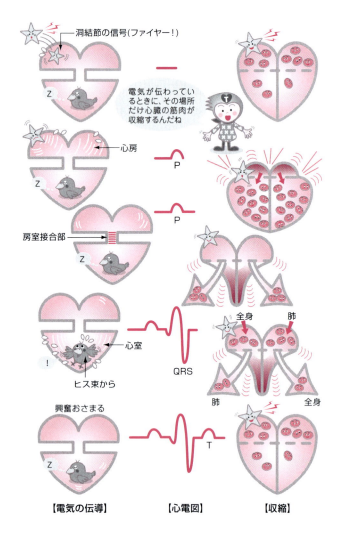

図1-12 心臓の電気伝導と収縮と心電図の関係

3 心臓電気伝導の性質編

原則 **11** | **心臓は電気が通った後、しばらくの間、刺激に反応しない不応期をつくる**

いよいよ、不整脈についての核心に肉迫していきます。

不整脈を理解するためには、心臓での電気の伝導の性質についての理解が必要となります。

カエルの実験の話をしましょう。カエルの足の筋肉に電気刺激を与えると筋肉が収縮しますが、心臓と同じように規則正しく刺激を繰り返し、刺激の間隔をどんどん短くしていくと電気刺激に筋肉がついていけなくなります（図1-13）。これを不応期といいます。つまり、1回刺激して筋肉を収縮させると、その後しばらくは刺激しても反応しない時間ができます。この時間を不応期といいます。

心臓も筋肉ですから、1回電気が通るとしばらくは電気が来ても反応しない時間、つまり不応期があります。1週間仕事をして1日休むようなもので、日曜日は仕事の依頼がきても拒否するわけです（この場合は不応期1日）。不応期にも絶対不応期と相対不応期があり、相対不応期には強い刺激にのみ反応します。日曜日の午前中はどんなことがあっても仕事はしないが、午後なら「お金をたくさんくれれば仕事をしましょう」というわけです（絶対不応期半日、相対不応期半日）。ただし、相対不応期のときは仕事もスローペースになり、伝導が遅くなります。

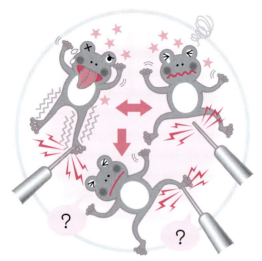

図1-13 不応期の原理

原則 12 | 不応期は心房筋＜心室筋＜左脚＜右脚＜房室結節の順で長い

　不応期は心筋の種類によって違います。主なものではいちばん短いのが心房筋、次に心室筋、左脚、右脚で、房室結節がいちばん長い不応期になっています。休みの少ないのが心房で、いちばん長く休みをとるのが房室結節です。

原則 13 | 相対不応期(受攻期)の心筋は不安定な状態にある

　絶対不応期の日曜の午前は部屋に鍵をかけて休んでいるので問題はありません。しかし、相対不応期、すなわち日曜の午後は鍵を開けられて注文が入るので、タイミングに

【絶対不応期】　　【受攻期（相対不応期）】

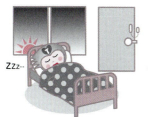
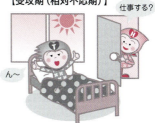

図1-14　絶対不応期と受攻期

よっては機嫌を損ねて暴れ出します。後述する心室性期外収縮（p.108参照）では、電気刺激が相対不応期というムシの居所が悪いタイミングに入ると、心臓が暴れて心室頻拍とか心室細動という生命にかかわる不整脈を引き起こす場合があります。この機嫌の悪い日曜の午後の相対不応期を**受攻期**とよびます（図1-14）。

原則 14 | 刺激伝導系には自動能があり、洞結節がいちばん強力。下位ほど能力が低下する

自動能をひと言でいうと**ペースメーカーになる能力**です。洞結節はまわりからの刺激がなくても規則正しい間隔で電気信号をつくる能力をもっています。

自動能は、洞結節ばかりではなく他の心筋細胞にも備わっています。

では、もし洞結節が不調になってしまい、信号が出せなくなってしまったら、どうなるでしょう。心臓が止まってしまいますね。それでは困りますので、今度は房室接合部（房室結節＋ヒス束）が自動能を発揮します。

洞結節も、房室接合部も故障してしまったらどうしましょう。今度はさらに下位の脚・プルキンエ線維で、電気信号を発生します。

　では、なぜ通常は洞結節がリズムをつくるのでしょうか。答えはその能力の違いです。

　洞結節が、いちばん短い間隔で電気信号を出す能力をもっているので（1分間に50〜150回）、心臓全体がそのリズムで動きます。次に強力なのが房室接合部（房室結節＋ヒス束）で1分間に40〜60回、そして脚・プルキンエ線維（1分間に30〜60回）と下位に行くほど、自動能は弱く、不安定になっていきます（図1-15）。

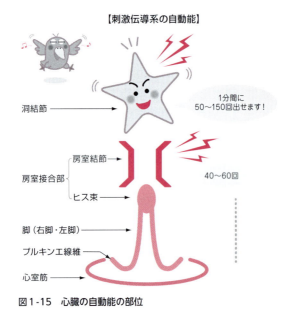

図1-15　心臓の自動能の部位

原則 15 自動能は信号が入るとリセットされる

でもそれぞれの部位が自動能を発揮して、それぞれの周期で信号を出すと、ややこしいことになりますね。そこで、必要なのがリセットというゼロに戻す機能です。

自動能は、外からの信号で興奮するとリセットされてしまうのです（図1-16）。話を簡単にするために、洞結節が1秒に1回（60回/分）、房室接合部が1.5秒に1回（45回/分）、脚・プルキンエ線維が2秒に1回（30回/分）の電気信号を出す自動能をもつとしましょう。洞結節から信号が発信されると、房室接合部（房室結節＋ヒス束）、脚・プルキンエ線維と伝導していきますから、各自動能をリセットしていきます。上位の自動能が、下位の自動能より強力なかぎり、下位の自動能は出る幕がありませんね。

しかし、たとえば洞結節が故障して、信号が届かなく

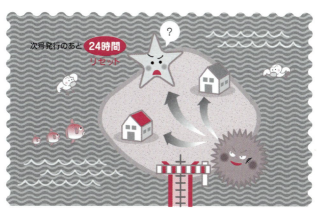

図1-16　リセット現象

なったら、今度はリセットされない、房室接合部は1.5秒に1回(45回/分)の信号を発生します。

　さらに、もしヒス束の伝導がなくなって(房室ブロックといいますが)、心室に信号が届かなくなれば、リセットされない脚・プルキンエ線維が自動能を発揮して2秒に1回(30回/分)の間隔でペースメーカーとなるのです。

　洞結節もリセットされます。1秒の間隔で信号を出している洞結節に、たとえば0.7秒のタイミングで、外から信号が入ってきますと、その時点で洞結節の自動能はリセットされて、そこから1秒後に信号を出します。

第2章

正常心電図
―心拍数を測ろう―

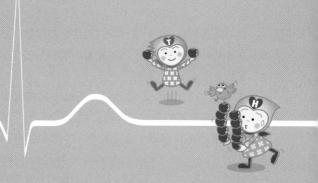

さあ、いよいよ本番に突入します。
正常な心電図を理解していないと異常はわからないでしょう。まずは、ここでキッチリと正常心電図をマスターしましょう。

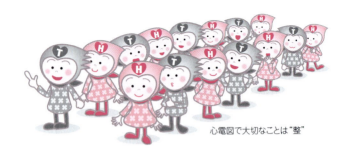
心電図で大切なことは"整"

原則 16 　PP間隔一定15〜30コマ、PQ間隔一定5コマ、QRS波は3コマ

　心電図で大切なことは整(レギュラー)ということです。規則正しいP波の出現、一定のPQ間隔、そして同じ形のQRS波。この3要素がそろったことが確認されると、正常心電図です。この原則から外れるのが不整脈です。不整脈は心臓の異常を表していますが、正常を知らないと異常はわかりませんよね。ですから、正常心電図をじっくりと勉強しましょう。

　図2-1を見てください。これは、心臓1回の収縮で心電図に出現する波形です。

　図2-2は周期的に収縮する心臓が、心電図に描かれています。

　それでは、心臓の電気伝導と収縮と心電図の波形の関係をみていきましょう(図2-3)。

1　P波

　心房の興奮つまりは収縮の開始から終了までです。個人差や誘導により、小さくて判別が難しいこともあります。

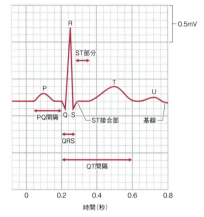

図2-1　正常心電図の各波の名称

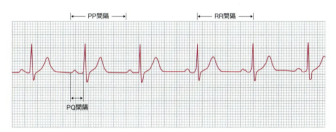

図2-2　正常心電図

　高さすなわちP波のピークは、大きくても0.2mV（方眼紙で2mm）で、高い場合は異常ですが、低いものは、個人差と考えてください。

　幅は、心房筋収縮の開始から終了までの時間を意味していて、正常では長くても0.08秒（2mm）ほどです。幅が狭い場合は問題になりませんが、広い場合は、脱分極の完了まで時間がかかっているということを意味し、異常です。

33

幅と高さを計測してみましょう。**図2-2**の心電図では、P波高≒0.15mV、P波幅≒0.08秒で正常ですね。

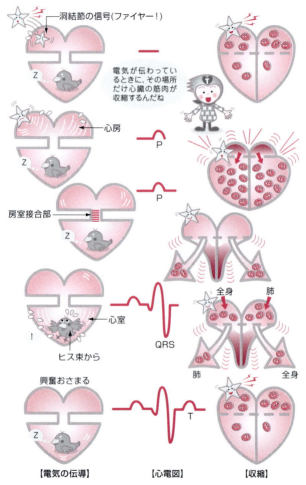

図2-3　心臓の電気伝導と収縮と心電図の関係

2　PP間隔

心房の興奮開始から、次の心房興奮の開始までの時間です（**図2-2**）。

正常では、心房の興奮は洞結節からの信号で開始しますので、PP間隔は洞結節の信号発生の間隔になります。規則正しく、周期的にP波が出現しているのが正常です。

洞結節の信号発生の周期を洞周期といいますので、PP間隔は洞周期ということになります。

3　PQ間隔

P波の開始から、QRS波の開始までの間隔です。

心房の興奮開始から心室の興奮開始までの時間で、心房・心室間（房室間）の時間差を反映します。PQ間隔は各心拍で、一定なのが正常です。

また、この間隔が狭いということは房室間の伝導が速く、間隔が広いということは房室間の伝導が遅く時間がかかっているということを意味します。

4　RR間隔

QRS波から次のQRS波までの間隔です。これは、心室興奮から次の心室興奮までの時間を意味します。正常では規則正しく周期的です。

心室が1分間に収縮する回数を心拍数といいますが、心室の興奮周期つまりRR間隔がわかれば、心拍数も算出できます。

5　QRS波

　心室の収縮の開始から終了を意味します。ヒス束〜脚〜プルキンエ線維という通常の経路で伝導すれば、素早く脱分極が完了し、短時間でQRS波が終了します。正常では0.10秒つまり、2.5mmまでです。

6　T波

　心室の再分極を意味します。QRS波の終了部分をST接合部（STジャンクション：ST junction）とよび、ST接合部からT波の始まりまでをST部分（STセグメント：ST segment）といいます。

7　QT間隔（時間）

　QRS波の始まりからT波の終了までの時間で、心室の安静時への回復まで時間を反映します。

　QT間隔は、RR間隔に依存して変化し、RR間隔が長くなると、QT間隔も延長します。そのため、RR間隔で補正した数値を用いて異常を判定します。電解質異常や薬剤、心筋虚血などで延長します。

8　U波

　T波の後、P波の前の小さく緩やかな波で、正常では見られないことが多い波です。心室起源の波ですが、どのようなメカニズムかははっきりしていません。電解質異常や薬剤、心筋虚血などで出現します。

9 心拍数を見よう

次に心拍数を測りましょう。心拍数とは、1分間あたりの心室収縮回数です。

1分間あたりの心房の収縮回数は、心室と区別して心房心拍数といいます。正常では(心室)心拍数＝心房心拍数です。

横軸は時間で、心室の興奮・収縮はQRS波ですから、QRSから次のQRSまでの時間、つまりRR間隔がわかれば、1分間あたりの収縮回数がわかります。

たとえば、RR間隔が25mmであれば、1mm（1コマ）は0.04秒ですから、25×0.04＝1秒。

心室の収縮は1秒に1回です。1分間は60秒ですので、これを1分に換算すると、60÷1＝60回/分。心拍数は60回/分です。

では、RR間隔が50mmではいかがでしょうか。50×0.04＝2秒で、2秒に1回の収縮です。

心拍数は60÷2＝30回/分です。

つまり、RR間隔をmmから秒に直すには25倍します。RR（秒）＝RR（mm）×25。

それを心拍数に換算するには、60÷RR（秒）です。

mmの測定値から計算すると

心拍数＝60÷（RR mm×25）※カッコ内が秒に換算する計算です。

これをまとめると、

心拍数＝60÷（RR mm×25）＝60×25÷RR（mm）＝1500÷RR（mm）となります。

ここは丸暗記ですね

心拍数（回/分）＝ 1500 ÷ RR（mm）＝ 60 ÷ RR（秒）

簡易法を教えましょう。記録紙は方眼紙になっていて、5mm（5コマ）ごとに太い線です。

5mmは、5 × 0.04 ＝ 0.2秒ですね。太い線の上にあるR波を探して、次のR波がどの間隔で出現するかで心拍数がわかりますよね。

もし、次の太い線つまり5mmのところなら、心拍数 ＝ 1500 ÷ 5 あるいは 60 ÷ 0.2 で300回/分です。実際にはありえませんが……。同様に2回目の太い線、10mmなら 10 × 0.04 ＝ 0.4秒

心拍数 ＝ 1500 ÷ 10 あるいは 60 ÷ 0.4 ＝ 150回/分

以下同様に15mmでは100回、20mmでは75回になります。

つまり5コマごとに、300・150・100・75・60・50・43・38・33・30……

太い線上のR波を探して、5コマごとの太い線を数えながら、たとえば、20コマと25コマの間に次のR波があれば、300・150・100・75と60の間で、その心拍数は60から75の範囲ですね（**図2-4**）。

ここも数字を丸暗記です。

ところで、心拍数は下限50回/分、上限100回/分としま

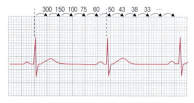

図2-4　心電図波形からわかる心拍数

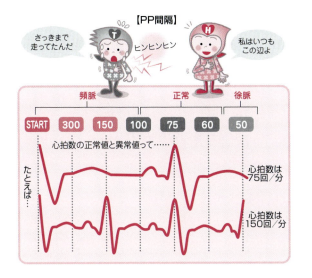

したね。50回/分未満は徐脈、100回/分以上は頻脈です。

RR間隔なら、心拍数50回/分がRR間隔30mm（30コマ）= 30 × 0.04 = 1.2秒

心拍数100回/分がRR間隔15mm（15コマ）= 15 × 0.04 = 0.6秒に相当します。

RR間隔が15mm以下に短縮すると頻脈、30mmを超えると徐脈ですね。

つまりRR間隔の正常値は、15〜30mmの間です。

まとめ
・P波は、心房興奮。高すぎ広すぎが異常
・PP間隔は心房興奮の間隔。正常では洞周期。0.6〜1.2秒（15コマ〜30コマ）が正常

- PQ間隔は房室伝導を反映。0.20秒を超える延長は異常（5コマ以内）
- RR間隔は心室興奮の周期。PQ間隔が一定なら洞周期に一致する（PP＝RR）
  正常値は洞周期と同じく0.6〜1.2秒
- QRS波は心室興奮。幅は0.10秒程度、最大0.12秒（3コマ以内）
- T波は心室筋の回復過程
- QT間隔は心室筋の活動時間を意味する
- 心拍数（回/分）＝1500÷RR（mm）あるいは60÷RR（秒）
- 簡易法は5コマごとに、300・150・100・75・60・50・43・38・33・30……
- 正常では規則正しいリズムで50〜100回/分、RR間隔は15〜30mm（0.6〜1.2秒）

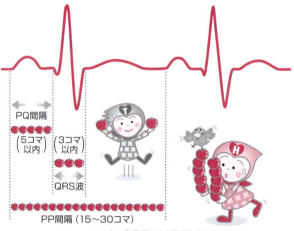

モニター心電図のPQ間隔とQRS波の幅は……

モニター波形が不整脈ではないと言い切れる3条件

①**PP間隔が一定で15コマ〜30コマ**：洞結節が規則正しく50〜100回/分で信号を出し、その周期で心房が収縮している。

②**PQ間隔一定5コマ以内**：P波の後に必ずQRSが出現（つまり、心房の興奮が心室に伝導していて）その時間差が0.20秒以内で、各心拍で変動がない。

③**QRS波は3コマ以内**：心室に伝導した信号は、ヒス束〜脚〜プルキンエ線維という高速伝導路を通って、心室を速やかに収縮させる。

■脚ブロックについて

　ここで"QRS波は3コマ"の例外を勉強しましょう。その名は、脚ブロック。

　原則5（p.20参照）を読み直してください。伝導路はヒス束から二股に分かれて左脚と右脚になり心室に分布しますが、どちらか一方が断線しているとどうなるでしょうか。

　興奮は断線していないほうの脚を通って心臓を興奮させ、その後に断線した側の心筋を興奮させます。このため、心室の興奮開始から終了までに時間がかかります。心室の興奮はQRS波ですから、興奮に時間がかかるということはQRS波の幅が広くなってしまうということです。右脚の断線を右脚ブロック、左脚の断線を左脚ブロックといいます（図2-5）。

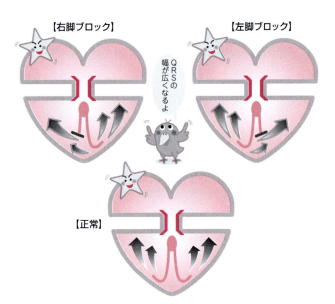

図2-5 右脚ブロックと左脚ブロック

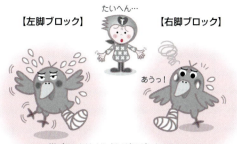

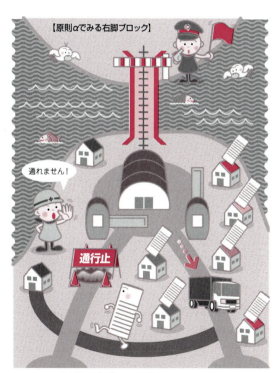

図2-6　日本列島で脚ブロックが起こると……

第3章

心肺停止
―待ったなしの状況が起こったとき―

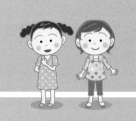

ここから、いよいよ不整脈の勉強に入りますが、その前に、心肺停止に陥った患者さんを発見したらどうしたらよいか、ということについてお話しします。
医師が駆けつけるまでの間に適切な蘇生行為(人工呼吸、心マッサージ)を行いつつ、除細動を行います。心肺停止には4種類あり、心室細動(VF:ventricular fibrillation)と無脈性心室頻拍(pulseless VT:pulseless ventricular tachycardia)の2つには、電気的除細動が必須です。
速やかに除細動を行うことが、救命のキモです。

1　心肺停止だ、待ったなし

　さて、ここからはやっと"異常な"心電図、つまり不整脈と称される心電図へと突入するわけですが、不整脈にかぎらず他の人に相談したり、調べたりする時間がある状況ならまだ落ち着いて対応できますよね。

　問題は、待ったなし、患者さんの状態がみるみる悪くなっていく、パニックだ〜といった状況に遭遇した場合です。詳しい内容は別の解説書に譲りますが、緊急を要する事態の対応や処置について、BLS（一次救命処置）に準じて説明します。

2　心肺蘇生法（CPR：cardiopulmonary resuscitation）

　心肺停止なら一刻も早く心肺蘇生法（CPR：cardiopulmonary resuscitation）を行って救命しなければなりません。

　そのために、万国共通の以下のようなステップを踏んでいきます。

1　意識の確認と応援の要請

　肩（が無難だと思いますが）を叩きながら呼びかけます。触れて話しかけるので、touch & talkといいます。

　反応がなければ、とにかく人を呼びましょう。病棟なら救急カートと除細動器を準備してもらいます。**応援・救急**

カート・除細動器は**救命の三種の神器**です。

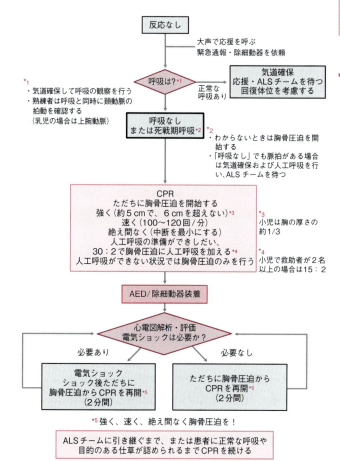

〔日本蘇生協議会：JRC蘇生ガイドライン2015(オンライン版)、第2章 成人のための二次救命処置（ALS）、http://www.japanresuscitationcouncil.org/wp-content/uploads/2016/04/0e5445d84c8c2a31aaa17db0a9c67b76.pdf〕

図3-1　医療用BLSアルゴリズム

2 呼吸の確認

　状態を見て即座に判断しましょう。呼吸が確認できれば横向きにして気道確保します。10秒以内に呼吸が確認できなければ、胸骨圧迫（心臓マッサージ）を速やかに開始します。

3 胸骨圧迫（心臓マッサージ）

　胸の真ん中に手の付け根を置き、肘をまっすぐ伸ばし上半身の動きで、5〜6cm程度沈むように、100〜120回/分の速さで圧迫を繰り返します。

　病棟や外来であれば、医師や医療スタッフが到着するまで続け、その後はチームで気道確保、モニター装着、ライン確保、除細動など救命処置を行います。

---

3 心肺停止（CPA）の心電図波形 ——除細動が必要か——

　まず、いちばん大切なことを心に刻みましょう。

　「モニターを見るな、人を見よ」

　たとえ心電図モニターがどんな波形を示そうと、患者さんの息・咳・体動がなくて、脈拍が触れなければ、それは心肺停止ですから心肺蘇生法を行います。

　ですから、まず患者さんの状態を把握することが必要です。そのうえで、心電図の解析が必要な理由は、唯一、除細動が必要かどうかを判定するためです。その点をよーく、キモに銘じておきましょう。

　4種類の波形を2種類ずつに分けます。一方は除細動が

必要な波形、もう一方は除細動が必要ない波形です。

除細動が必要なのは、心室細動(VF)と無脈性心室頻拍(pulseless VT)です。除細動が不要(逆に有害ともいわれています)なのは、無脈性電気活動(PEA：pulseless electrical activity)と心静止(asystole)です。

1　心室細動(VF：ventricular fibrillation)

図3-2を見てください。勉強したP波もQRS波もなくて、基線が波打っているだけですね。これが心室細動です。特徴は不規則な基線のユレが見られるだけという点です。

心室はピクピクとケイレンしているだけで、有効な血液の拍出は行われていません。当然のことながら血圧もなく、脈が触れるわけもありませんよね。

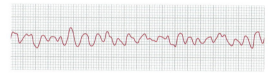

図3-2　心室細動の心電図

2　無脈性心室頻拍(pulseless VT：pulseless ventricular tachycardia)

図3-3は、どうでしょうか？

幅の広いQRS波が、短い間隔で連続していますね。とりあえずは幅広＝心室性、短い間隔で連続＝頻拍ですから、心室頻拍と考えましょう。

"無脈性"かどうかは、とにかく患者さんのところに行ってみないとわかりません。

心室頻拍でも、血圧も下がらずほとんど無症状の人もいますから……。

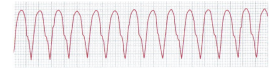

図3-3　無脈性心室頻拍の心電図

3　心静止（asystole）

図3-4はご覧のとおり、ただただ1本の横線です。心臓がなんの活動もしていない、すなわち"静止"している状態です。横1本線なので"フラットライン"、あるいは英語の発音が"エイシストール"なので通称"エイシス"と呼び、心室静止ともいいます。解説も何もありませんが、ここにも落とし穴があります。

1つは電極はずれ。これはベッドサイド・ダッシュで簡単に判明しますね。

もう1つは、波高の低い心室細動の場合です。モニターの感度を下げていると、心室細動が心静止と誤認されることがあります。誤認してまずい理由は、先述のとおり、心

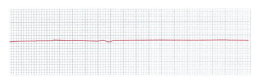

図3-4　心静止の心電図

室細動なら除細動が必要、心静止なら不要だからです。

　これを防ぐために"フラットライン・プロトコール"を行います。これは、本当に心静止かどうかを確認する手順です。

●**フラットライン・プロトコール**

1．**リードを確認**
　→電極ははがれていないか。リードが心電計につながっているか。

2．**感度を上げる**
　→感度の下がりすぎで心室細動を見逃していないか。

3．**誘導を替える**
　→誘導を切り替えてみて、心室細動でないことを確認する。

　すべて、"ホントに心静止か。VFは隠れとらんか"という疑惑の確認をしているわけです。

　これで本当に心静止と確認できれば、除細動せずに、次の二次救命処置に移るわけです。

第4章
不整脈編

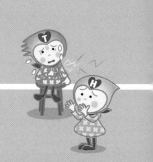

さあ、ではいよいよ不整脈編です。
正常な心電図をシッカリ頭に入れましたか。
わからなくなったら、原則に戻りましょう。

不整脈のつかまえ方

　不整脈は、心房の活動と心室の活動、そしてこの両者の間柄の3点がわかれば、すべて判読できます。ST部位がどうのとか、QT間隔がどうしたとか難しいことは一切言いません。心房・心室・その関係。この3点のみです。

1 不整脈の判読法

不整脈判読の極意を伝授しましょう。

①全体の流れを見る

　正常心電図は整脈です。つまり整っている、規則正しいのが基本です。第一印象はとても大切ですよね。間隔が狂っていたり、形の違うものがあったりすればそれだけで整脈ではないので、不整脈です。

②P波を探す

　P波は心房の興奮ですが、小さいので無視されがちです。しかし、心臓の興奮の流れからいうと、まず心房の興奮が先行しますからここは重要です。

　はっきりしない場合は、モニター心電図なら誘導を変える、感度を上げて波形を大きくするなど工夫をしましょう。それでも見つからなければ標準12誘導心電図を記録して、各誘導を眼を皿のようにして探してください。ここまでやって見つからなければ、P波は本当にないか、QRS

波、T波のなかに隠れて見えないかどちらかです。

P波を探すポイントは、
- **洞性のP波か。**
- **それ以外か。**

この2つにざっくり分けます。なぜなら洞性P波が正しく、それ以外は異常だからです。

③PP間隔をチェックする

洞性P波から次の洞性P波までの時間は、洞結節が電気信号を発生する時間です（図4-1）。

洞結節が規則正しく電気信号を発生する間隔を洞周期といいますので、洞性P波の出現する間隔つまりPP間隔は、洞周期と一致します。

洞性のP波と判定できれば、
- **PP間隔＝心房興奮周期＝洞周期**
- **心房心拍数：1分間の心房興奮回数＝1分間の洞結節興奮発生回数**

ということです。

洞性P波以外のP波は、まとめて異所性P波といいます。洞結節以外の場所から発生する信号で心房が興奮するので異所性といいます。異所性のP波でも規則正しく出現して

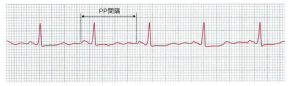

図4-1　PP間隔

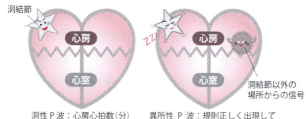

図4-2　洞性P波と異所性P波

いれば、心房心拍数は計算できますよね（**図4-2**）。

④PQ間隔をチェックする

　次にPQ間隔をチェックしましょう。

　P波の始まりからQRS波の始まりまでの間隔で、心房興奮の開始から心室興奮の開始までの時間を意味しています。さらに各心拍で、PQ間隔が一定かどうかを確認し、その間隔を計測しましょう。

　下限は0.12秒（＝3コマ）、上限は0.20秒（＝5コマ）です。0.12秒未満はPQ短縮、0.21秒以上はPQ延長といいます。

　短縮は房室接合部の伝導速度が速すぎるか、ヒス束以外に伝導路がある場合に見られます。延長は房室接合部の伝導速度が遅いために房室伝導に時間がかかっていることを示しています。

　PQ間隔が一定であれば、心室の興奮間隔（RR間隔）はPP間隔と一致します。

　つまり、PQ間隔が一定ならば、心房の興奮周期と心室の興奮周期は同じですから、心房心拍数が心室の心拍数、

いわゆる心拍数になるわけですね。

図4-3の心電図でPQ間隔はどうでしょうか。計測してみましょう。各心拍で一定で4コマくらいですね。秒に換算すると0.04×4＝0.16秒で、正常ですね。

⑤QRS波をチェックする

房室結節でゆっくり伝導した興奮はヒス束から心室に出て、脚、プルキンエ線維を高速で伝導して心室を興奮させてQRS波となります。正常であれば、各心拍で同じ順序、同じ時間で心室が興奮するので同じ形のQRS波となります（図4-4）。

⑥P波、PQ間隔がはっきりしないときはRR間隔をチェックする

P波があって、PQ間隔が一定ならば、PP＝RRですから

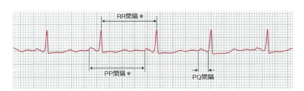

図4-3　RR間隔とPQ間隔

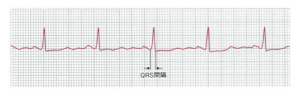

図4-4　QRS幅

チェックの必要はありません。P波がない、あるいははっきりしないときはRR間隔をチェックしましょう。

2 洞性P波から読み解く不整脈

ここでは、基本的に洞リズムの心電図について勉強していきます。

1 洞不整脈

図4-5の心電図をざっと見てみますと、なんとなく規則正しくないようです。では計測してみましょう。

P波は上向きで同じ形のようですね。同じ形ということは心房の興奮が同じ方向に伝導して繰り返されているということを意味しています。

PP間隔はどうでしょう。1・2拍目のPP間隔に比べて3・4拍目以降のPP間隔は短くなっていますね。6・7拍目のPP間隔はまた長くなっています。

この心電図は、PP間隔が変動する以外は正常の条件に合っています。

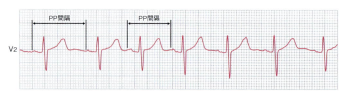

図4-5　洞性不整脈の心電図

これは洞性P波の出現する間隔が変動するために起こる不整脈で、洞不整脈（sinus arrhythmia：サイナス　アリスミア）といいます。洞結節の信号の発生周期が変動するために起こる不整脈で、洞結節への自律神経の影響が原因です。

原因

- 生理的：この不整脈は、小児や若年者にとくに多く見られます。生理的なもので病的な意味はありません。したがって、とくに処置や治療は必要ありません。

まとめ

- 洞性P波のPP間隔が変動するが、PQ間隔、QRS波は正常なのが洞不整脈
- 呼吸性の洞不整脈が多く、生理的なもので処置は不要

2 洞性頻脈

図4-6の心電図を眺めてみましょう。忙しく波形が出現していますが、規則正しい繰り返しです。P波は陽性で同じ形で、一定間隔で出ているようです。洞性P波でよいと思います。

PQ間隔は3コマ（0.12秒）で一定、QRS波は2コマで正

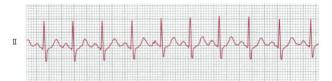

図4-6　洞性頻脈の心電図

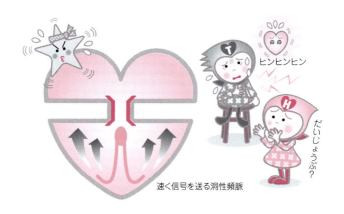

速く信号を送る洞性頻脈

常です。PQ間隔は一定なので、PP間隔＝RR間隔であり、心房心拍数＝心拍数となり、この心電図の心拍数は150回/分です。

　正常条件に照らしますと、PP間隔が短縮している以外は正常です。

　このように、洞性P波の出現周期が短くなって頻脈となっている心電図を洞性頻脈（sinus tachycardia：サイナス　タキカルディア）といいます。洞結節の信号発生が頻回になるために起こります。

　運動や緊張、興奮などの生理的な心身のストレスから、発熱や痛み、脱水、感染、薬剤、甲状腺機能亢進などの病的な心身のストレスまでさまざまな外的な要因によって、交感神経活動の亢進、迷走神経活動の低下、副腎からのホルモンであるアドレナリンの分泌増加などの反応が生じ、これらの作用が洞結節の脱分極周期を短縮するため頻脈となります。

原因と対処

一時的なストレスに対する洞性頻脈は、もちろん問題ありません。

病的な状態（感染、発熱、甲状腺機能亢進など）に対する反応の結果である洞性頻脈でも、洞結節を抑制する薬剤を使用せず、洞性頻脈の原因に対する対策を優先します。感染であればその治療、薬剤の副作用であればそちらの減量、痛みが原因であれば痛みに対処します。

例外として、洞性頻脈の持続が循環機能に悪影響を及ぼしている場合や、生理的頻脈でも動悸症状が強い場合は、内服や点滴の薬剤を用いて洞結節の信号発生を抑える場合もあります。

たとえば甲状腺機能亢進による洞性頻脈や、更年期障害で起こる洞性頻脈に β 遮断薬という薬を用いて治療する場合などがこれにあたります。しかし繰り返しますが、洞性頻脈は原因に対する対処が基本です。

まとめ

・洞性P波のPP間隔が15コマ（0.6秒）以下に短縮、PQ間隔、QRS波の幅は正常なのが洞性頻脈。

・基本的には背景にある原因に対処する。

3 洞性徐脈

図4-7の心電図をざっとチェックしてみましょう。

波形の数が少ないですね。P波は陽性で規則正しく、洞性のものですね。PP間隔はどうですか。32コマで、30コマよりも長くなっていてこれは異常です。

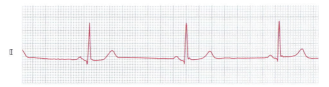

図4-7　洞性徐脈の心電図

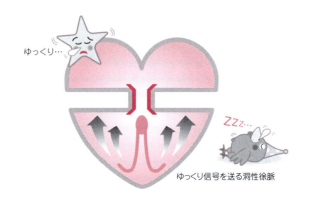

　心房心拍数は、1500 ÷ 32 = 47回/分、50未満ですから徐脈ですね。

　これを洞性徐脈（sinus bradycardia：サイナス　ブラディーカルディア）といいます。

　洞性徐脈は、生理的なものと、病的なものの2つに分けましょう。この両者の境界は症状の有無です。徐脈に起因する症状があれば病的、なければ生理的と考えてよいでしょう。

原因と対処

　生理的な洞性徐脈は、迷走神経が亢進している状態、アスリート心、個人差としての洞性徐脈があります。運動選

手、とくに長距離選手は洞性徐脈を呈することも多く、また、とくに運動をしていなくても洞性徐脈の人もいます。

迷走神経が優位になると、洞結節機能は抑制され、洞周期が延長して洞性徐脈となります。夜間睡眠中、リラックスしているときは迷走神経が優位です。

まとめ

- 洞性P波のPP間隔が30コマ（1.2秒）以上に延長、PQ間隔、QRS幅は正常なのが洞性徐脈
- 生理的で、無症状であれば処置は不要

4 上室性期外収縮

まず、図4-8の心電図を眺めてみましょう。3拍目だけがリズムが狂っていますね。そこに気がつけばもうわかったようなものです。

では、型どおりP波を見ます。とりあえず洞性P波と考えましょう。

PP間隔はどうでしょう。1・2拍目、4拍目以降のPPは規則正しく一定で、23コマですね。

23コマは0.04×23＝0.92秒ですから、洞周期は0.92秒、心拍数にしてみると1500÷23＝65回/分です。PQ間隔、

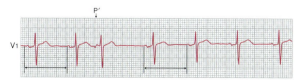

図4-8　上室性期外収縮の心電図①

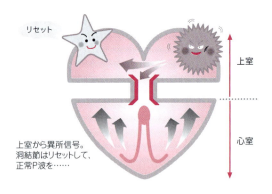

QRS幅も正常ですから、3拍目以外は正常心電図といえます。

　洞周期に注目してみましょう。1・2拍目、4拍目以降の洞周期は間隔が一定ですが、3拍目のP波は洞周期よりも早いタイミングで出ていますね。さらに形も他のP波と違っています。

　これは、心房内の洞結節以外の場所から信号が発信されたものです。心房、心室とも何かの拍子に自発的に電気を発生してしまうことがあります。

　洞結節以外の心房内で信号発生が起こると、洞結節からの信号とは違うルートで心房に波及しますから、洞性とは違う形のP波になります。これを洞性P波と区別してP'波と記述することもあります。

　本来の洞周期よりも早いタイミングで出現するので、周期から外れるという意味で"期外"収縮といい、心房内で発生する期外収縮を上室性期外収縮（premature atrial contraction：PAC）といいます。"上室性"というのは、心

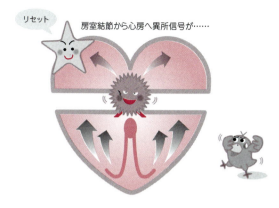

房に房室接合部も含めているため、Supraventricular premature contraction：SVPCということもありますが、本質的には同じことです。

　要するに、洞結節からの信号を待たずに心房あるいは上室（心房＋接合部）で自発脱分極が起こって、通常とは別のルートで心房興奮が起こるため、早いタイミングで形の違うP波（P′波）が出現するということです。

　期外収縮による心房興奮は、心室に伝導すれば通常どおりヒス束〜脚〜プルキンエ線維を伝導して、心室を興奮させますからQRS波の形や幅は変わりません。

　この期外発生した心房の脱分極は、発生場所から周辺に興奮が波及してP′波となり、心室に伝導するとともに、洞結節にも侵入します。

　洞結節は興奮が入った時点で、リセットされて、その時点から洞周期を再開します。P′波の開始は心房のある場所で脱分極した時点、そこからいくらかの時間で洞結節に達

してリセットして、洞周期が再開し、次の洞性P波が出ます。

つまり、P′波の開始から次の洞性P波の開始までの時間というのは、期外収縮の興奮が洞結節まで達する時間＋洞周期になり、これを リターンサイクル といいます。

ここでポイント

洞周期よりも早いタイミングで同じ形のQRS波が見られれば、必ずPACといえます。なぜなら、QRS波が同じ形ということは心室にはなんの落ち度もなく、早いタイミングで出現した原因は、ヒス束より上位つまり上室に原因がある。上室が原因の早期収縮、つまりは上室性期外収縮です。

①上室性期外収縮の出現タイミングによる心電図変化

・心房筋は不応期が短い。不応期終了前後に受攻期がある。

・房室結節は不応期が長い。不応期終了前後は伝導速度が遅くなる。

・左脚に比べて右脚の不応期は長い。

以上の３点を考えながら、上室性期外収縮の出現タイミングを考えてみましょう。

まず、洞性心房興奮の直後に心房のどこかが脱分極したらどうなるでしょう。早すぎて心房の不応期にあたれば、心房に興奮が波及できず、期外収縮になりません。受攻期にあたれば、もしかして心房細動を起こすかもしれませ

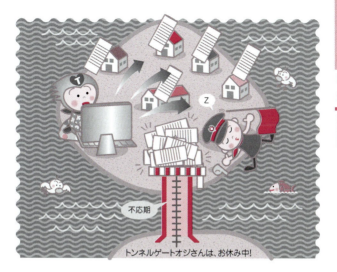

ん。

心房の不応期を過ぎたタイミングで発生すれば、心房興奮が起こりますし、P′波として表れますが、ただし前の心拍のQRS波、T波に隠れてしまう場合があります。もっと困るのは、早いタイミングの上室性期外収縮は、房室結節の不応期にあたって、心室に伝導しません。

つまり、P′波だけがあって追従するはずのQRS波がないという事態になり、しかもそのP′波ですら、前の心拍のQRS波・T波に隠れてはっきりわからないという由々しき問題が起こります。

a. 非伝導性の上室性期外収縮

図4-9の心電図を見ましょう。

1・2拍目のPP間隔が洞周期ですが、次のQRS波は出

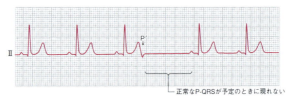

正常なP-QRSが予定のときに現れない

図4-9 上室性期外収縮の心電図③(非伝導性)

現が遅いですね。洞不整脈にしては、PP間隔が長すぎるし、洞機能不全でしょうか。

3拍目のT波の終末部分の形がおかしいですね。実はここにP′波が重なっているのです。もちろんT波は心室での活動で、P′波は心房の期外収縮ですから、違う地域での活動ですが、心電図は心房と心室の活動を同じ記録紙に表現しますからタイミングによってはこのように重なってしまい、わかりづらくなります。

これを"**伝導されない上室性期外収縮**"または"**非伝導性上室性期外収縮**"、英語ではPAC with block、blocked

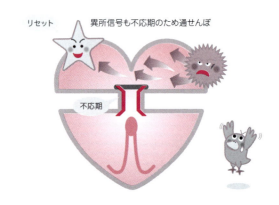

PACといいます。興奮が伝導されないことをブロックといいます。

PP間隔が洞周期よりも長い場合は、洞機能不全ばかりでなく、この非伝導性上室性期外収縮も考えてください。

もう少し遅いタイミングで上室性期外収縮が起これば、なんとか房室結節の不応期を脱して心室に到達しますが、房室結節の伝導速度が遅くなって、心室に伝わるまでに時間がかかり、P'Q間隔が延長します。

b. P'Q間隔延長がある上室性期外収縮

図4-10の心電図を見ましょう。

2拍目、6拍目のP波は上室性期外収縮であり、P'波ですが、その後に追従するQRS波との間隔すなわちP'Q間隔が延長していますね。これは不応期直後の興奮の侵入のために房室結節の伝導速度が遅くなって心室到達に時間がかかっているためです。

さらに、房室結節を伝導して心室に入っても、右脚が不

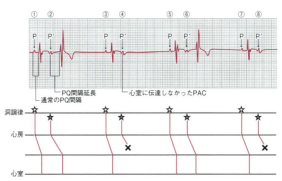

図4-10　上室性期外収縮の心電図④(P´Q間隔延長)

応期で、左脚が不応期から脱しているタイミングでは、左脚だけを通過して右脚は通れないということがあります。

この場合、QRS波は左脚を通った興奮が、遅れて右脚側を興奮させるので心室の興奮終了までに時間がかかりQRS幅が広い"右脚ブロック"型のQRS波になります。

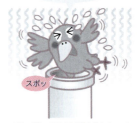

Hisどりの片足が通らないっ！

c. 変行伝導の上室性期外収縮

図4-11の心電図を見ましょう。

1拍目のP波が洞性P波ですが、そのP波に引き続くQRS-Tの終末にP'波が見られます。長いP'Q間隔の後に出現するQRS波は幅が広いですね。

これは上室性期外収縮の興奮が、なんとか心室に伝わったものの、左脚は通れる、右脚は不応期というタイミングにあたり、右脚ブロック型の幅の広いQRS波になったものです。

このように、興奮の入るタイミングによって片方の脚が通れずに脚ブロック型の心室伝導を示す場合を**変行伝導**と

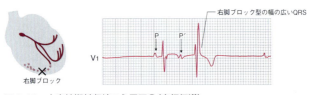

図4-11　上室性期外収縮の心電図⑤（変行伝導）

いいます。

通常は右脚のほうが左脚よりも不応期が長く右脚ブロック型になる場合が多いのですが、心疾患などで左脚のほうが不応期が長い場合は左脚ブロック型になることもあります。

まとめ

・上室性期外収縮はその出現タイミングによって、早すぎると房室結節の不応期にあたり、非伝導性の上室性期外収縮となる。
・PP間隔が洞周期よりも長くなっている場合は、洞機能不全以外に、非伝導性上室性期外収縮も考え、QRS波、T波をよく見てP′波が隠れていないかどうかをよく観察する。
・上室性期外収縮が心室に伝導した場合、房室伝導の遅延（P′Q間隔の延長）、変行伝導（脚ブロック型QRS波）が見られる場合もある。

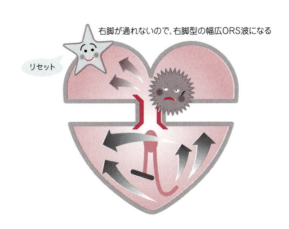

②上室性期外収縮の出現の仕方による分類

図4-12の心電図を見ましょう。

1・2拍は、洞性P波で、PP間隔は20コマ（0.04×20＝0.8秒）です。つまり洞周期0.8秒ですね。PQ間隔、QRS波の幅も問題ありません。

その後、3個目のP波から形の違うP波が洞周期より早いタイミングで6個連続して見られます。正体は上室性期外収縮の連続です。

心室には最初のP′波は伝導、2個目のP′波は非伝導、3拍目は延長して伝導していてQRS波の出現前に心電図では次のP′波が見られます。このQRS波直前の4個目のP′波は非伝導、5個目のP′波も非伝導、6個目のP′波は伝導していますね。

つまり、1、2、6個目のP′波が心室に伝導していてその他は房室結節の不応期で伝導されていません。

このように、上室性期外収縮が連続して出現する場合を"連発"といいます。

2連続なら2連発、3連続は3連発です。3連発以上の連続出現を ショートラン ということもあります。この場合

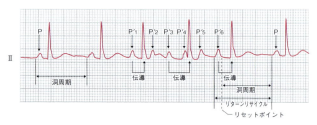

図4-12　上室性期外収縮の心電図⑥（ショートラン）

は6連発で、上室性期外収縮のショートランともいいます。

では、**図4-13**の心電図はいかがでしょうか。

上向きのP波が洞性P波ですね。洞性P波が連続しているところがないので、洞周期はわかりませんが、2、4、6拍目のP波は形が違うので、上室性期外収縮ですね。

このように洞調律と上室性期外収縮が交互にみられ、繰り返す場合を2段脈といいます。洞調律が2拍続いた後、上室性期外収縮、その後同様に洞調律2連続後に上室性期外収縮のというサイクルを繰り返す場合は3段脈です。

では、洞調律3連続後に上室性期外収縮、というセットを繰り返す場合は、そう4段脈ですね。

原因と対処

健康な状態でも上室性期外収縮は見られます。

基本的には上室性期外収縮自体は治療の対象になりませんが、電解質異常や心疾患などの上室性期外収縮の背景があればその因子を治療します。ただし、症状が強い場合は薬剤を用いて上室性期外収縮を抑制する場合もあります。

次に、上室性の不整脈の究極は心房筋の痙攣つまり心房細動であるということです。心房細動になると、血栓予防

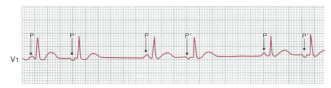

図4-13　上室性期外収縮の心電図⑦(2段脈)

を含め対応が必要です。

　連発や頻度の増加があって、心房細動になる恐れがある場合は、背景疾患に対する治療とともに、抗不整脈薬を用いて上室性期外収縮を抑え込もうとすることもあります。

　いずれにしても、いままでなかった上室性期外収縮が出現した、あるいは増加した場合や、連発を繰り返す場合は、心房細動に移行する前触れかもしれませんので報告が必要です。

まとめ

・期外収縮が連続して出現する場合を連発といい、3連発以上をショートランということがある。
・洞調律と期外収縮が交互に出現する場合を2段脈、洞調律2連続の後に期外収縮というサイクルを繰り返す場合を3段脈、洞調律3連続後、4拍目に期外収縮が入るパターンを繰り返すものを4段脈という。

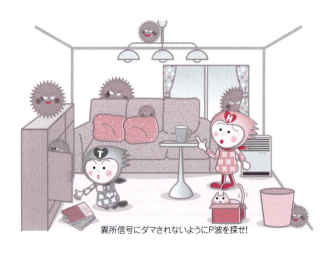

異所信号にダマされないようにP波を探せ!

3　異所性調律から読み解く心電図

1　心房頻拍

　さて、**図4-14**の心電図はどうでしょう。異所性のP波がすごい勢いで出現していますね。洞機能のところで勉強したように、洞結節がいくら頑張っても200回/分以上の頻度で信号を出すのは不可能です。

　つまりこれは、心房の洞結節以外の部位から高頻度で信号が発生している状態です。頻拍とは心拍数が100回/分を超えた場合であり、洞調律以外の心房の調律による頻拍ですから**心房頻拍**（atrial tachycardia：AT）といいます。

　心房が房室伝導の通過可能な限界を超えて、頻拍になれば、房室結節は心室に興奮を伝導しません。上室性期外収縮の項で勉強したように、あまりに早いタイミングで房室結節に入ってくる興奮は心室に伝導されないのです。

　この場合はPP間隔は約8コマ（0.04 × 8 = 0.32秒）、心房心拍数は1500 ÷ 8 = 188回/分です。

　このため房室間は興奮が遅れて通過したり、最後のほうの心房興奮はブロックされたりしています。これは、房室間の伝導が不良なわけではなく、心房の興奮があまりにも高頻度なために房室間の伝導がブロックされているもので、機能性のブロックといってもよいでしょう。

対　処

　どんな原因であれ、150回/分以上の頻脈は報告しましょう。心房頻拍は、薬剤や除細動で治療する場合もあります

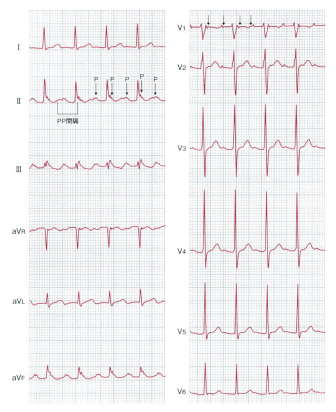

図4-14 心房頻拍(AT)の心電図

し、房室結節の伝導を抑制する薬剤で心拍をコントロールすることもあります。

> まとめ

・非生理的な高頻度で異所性興奮が出現し頻拍となる場合を心房頻拍という。

4 P波が見つからない心電図

1 心房細動

　図4-15の心電図をいつもの順序で解読しましょう。

　まず全体を見てみましょう。QRS波の出現間隔が不定ですね。P波はあるでしょうか。はっきりしませんね。PP間隔も計測不能です。

　では、基線は電位のない状態でフラットかというとそうでもなく、波打ってユラユラしていますね。QRS波の幅は3コマ以内で、同じ形ですから正常です。RR間隔を見ると、各心拍に1つとして同じ間隔がありません。これが**心房細動**（atrial fibrillation：Af）という不整脈です。

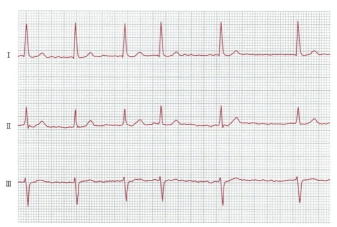

図4-15　心房細動（Af）の心電図

心房が痙攣して細かく震えている、まさに細動している状態です。活動している心房筋からは電気が発生しますので、心房のあらゆる場所から無秩序に電気信号が発生します。

　心房から休みなく電気信号が出るわけですから、基線が直線になることはなく、ユラユラと波のようになり、このユラユラ波はf波（fibrillation波）と呼ばれます。

　f波は、心房細動の発症直後はゆれが大きく、経過が長いと波が小さくなる、V_1誘導が心房に近いためはっきり見えるという特徴があります。

　心房全体で1分間に600〜800回の信号が出ています。洞結節にはこの心房の電位が休みなく入り続け、リセットを繰り返して沈黙しています。また、600〜800回／分の信号は、とりあえずすべて房室結節に入り心室に抜けようとしますが、房室結節は不応期が長いので、すべての信号を伝導せずに適当にブロックしながら心室に伝えます。

　ヒス束に伝導された信号は、両脚〜プルキンエ線維を正常に伝導して心室を興奮させますから、QRS波は幅が狭くいつもと同じ形になります。

　ただし、心房の信号は無秩序に発生して、さまざまなタイミングで心室に伝導されますので、RR間隔は不定です。RR間隔が1心拍として同じではないため、心房細動のことを絶対性不整脈ともいいます。

　このように心房から高頻度に信号が発生した場合、心室の心拍数は何によって決まるのでしょう。これは、房室結節の伝導能力で決まります。

　房室結節が一度信号を伝導した後に、しばらく伝導でき

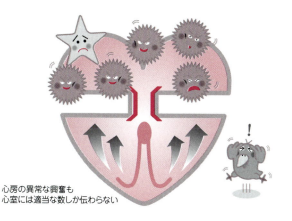

心房の異常な興奮も
心室には適当な数しか伝わらない

ない時間を不応期といいますが、この不応期が短ければ、短時間に多くの信号を心室に伝導しますから、心拍数は上がり、逆に不応期が長ければ、伝導間隔が長くなって心拍数は下がります。

交感神経の亢進、アドレナリン、アドレナリン製剤(ドパミンなど)、アトロピン(迷走神経を抑える薬)は、房室結節の不応期を短縮し、心房細動の場合心拍数を上昇させます。一方、迷走神経の亢進、ある種の薬剤(ジギタリス製剤、カルシウム拮抗薬、β遮断薬など)は、房室結節の不応期を延ばし、心拍数は低下します。

■発作性心房細動と慢性心房細動

普段は洞調律で、ときどき心房細動をきたす場合を発作性心房細動といい、心房細動が固定してしまって洞調律に戻らない場合を慢性心房細動といいます。

心房細動は病気のない健康な人にも見られる不整脈です

が、心疾患（とくに心房に負荷がかかる疾患）や脱水、全身状態不良時、電解質異常、甲状腺機能亢進などがある場合は、起こりやすくなります。対応は、心房細動によるデメリットを考えて行う必要があります。心房細動によって生じるデメリットは次の3つです。

①心房細動は頻脈になりやすい

心房からの電位が600〜800回／分で、房室結節に入るわけですから、心拍数が上昇しやすくなります。とくに発作性心房細動の場合は、正常な脈が突然乱れて頻脈となりますので、動悸、胸部不快感といった症状が出て、苦しいために交感神経の亢進やアドレナリンの分泌が起こって、さらに頻拍が悪化するという悪循環をきたします。150〜200回／分の心拍数も珍しくありません。

心拍数を低下させるためには、房室結節の不応期を延ばして房室間を通りにくくします。ジギタリス製剤やカルシウム拮抗薬（ベラパミル、ジルチアゼム）、β遮断薬は、この房室結節の伝導抑制作用があり、心房細動の心拍コントロールに投与します。

②ポンプ機能が低下する

ポンプ機能のうち、心房はその20％程度を担っているといわれています。補助ポンプとはいえ、その機能が失われるわけですから循環機能が弱まります。正常の心臓であれば、予備能力があるのですぐに心不全になることは普通ありませんが、心室筋の収縮能力の低下や、弁膜症などによる循環機能低下がある場合は、頻脈＋補助ポンプ機能低

下によって心不全をきたすことがあります。

③心房内に血栓ができやすくなる

　心房が痙攣していますから、血液がよどんで血栓ができやすい状態です。血栓を予防する薬剤を投与することがあります。

　以上のデメリットを考えると、洞調律のほうがよいと思うでしょう。発作性心房細動は、自然に停止する場合も多いのですが、抗不整脈薬による治療を行うこともあります。

　より確実に洞調律に復帰させる方法は、電気的除細動です。ただし48時間経過した心房細動に除細動を行う場合は、血栓ができている場合もあるので、ワーファリンという抗凝固薬で血栓を予防してから除細動することが勧められています。

　慢性の場合は、心拍コントロールと、血栓予防の治療を行います。病棟、外来などで心房細動が見られた場合は、それが慢性か発作性かを病歴などで確認し、心拍コントロール、洞調律へ復帰させる治療、あるいはその両方を行うか、さらに抗血栓治療はどうするかという点を医師は判断します。

まとめ

・P波がなく、基線が揺れているようなf波がある。
・RR間隔は不定で、頻脈傾向が強い（f波がはっきりしなくても、P波がなくRRが不定ならば心房細動と判断し

てよい）。

・頻脈傾向、ポンプ機能の低下、血栓形成傾向のデメリットがある。

・発作性、慢性があり、発作性なら洞調律に復帰させる治療を選択することもある。慢性であれば心拍コントロールとともに血栓予防を行う。

2 心房粗動

図4-16の心電図を見てください。変な波形ですね。QRS波は幅も狭く同じ形ですが、RR間隔は一定なところも不定なところもあります。

普段見るP波ではなさそうで、ノコギリの歯のように規則正しくギザギザしていて、直線の部分はありません。これは心房粗動（atrial flutter：AF）という不整脈です。このギザギザ波を大文字のFでF波（flutter波）といいます。

■リエントリー

10人くらいの人が輪になっている状況を想像してください。1人がボールを持っていて、それを隣の人に渡します。もらった人は、反対の隣の人に渡し、次の人も……。ボールは人の輪を一方向にグルグル回っていますね。このボールの回転が続くためには、条件が必要です。

まず、人の輪が必要です。それから、あまりに速い回転だと受け取る準備ができていないままボールが回ってきますから、そこでボールが止まってしまいます。どこかでゆっくり渡して、受け取る準備が整うのを待つ必要があり

ます。

　心筋でいうとボールは電気信号です。人の輪は旋回路で、興奮が伝導するルートです。一度興奮すると不応期に入りますから、どこかでゆっくり興奮が伝導して、不応期が終わったころに興奮が戻ってくればこの興奮の輪は連続します。この興奮の旋回を**リエントリー**といいます。

　心房粗動は、心房のなかを興奮が旋回する不整脈です。具体的には右心房内で三尖弁の周囲でリエントリー回路をつくり、興奮が旋回します。

　この興奮の輪を導火線のようにして周囲の心房筋を興奮させるので、常に心房のどこかが興奮していて、フラットな部分はありません。

　ノコギリの刃の1つが心房の興奮1周を表しています。右心房の外側を興奮は下に速い速度で伝導して、下大静脈と三尖弁の間を通過して中隔側からゆっくり上に向かって進みます。

　つまり下方向に速く、上方向に遅い伝導で旋回しています。

　したがって、下方向のⅡ誘導、Ⅲ誘導、aVFでは心電図上、プラス側に立ち上がりが鋭く、逆にゆっくり進む下から上に向かう興奮は、Ⅱ誘導、Ⅲ誘導、aVFではマイナスつまり下向きに、しかもゆっくり進むので、緩やかな下り坂として見られます。V1では速い伝導が強調されてまるでP波のように見えますので注意しましょう。

　ノコギリの刃の1つ、すなわち心房の1周の時間を計測してみましょう。

　5コマですね。0.04秒×5＝0.2秒ですね。0.2秒で興奮

が右心房を1周するわけです。

　人間の心臓では心房1周0.2秒は、どの人もほぼ同じです。これを1分間に換算してみますと、1500÷5＝(60÷0.2)＝300回/分です。

　つまり1分間に300周することになり、1周を心房収縮1回と考えれば、心房心拍数は300回になります。心房筋は心室筋よりも不応期が短く、短時間に出される命令にもよく反応しますから、300回/分の心拍数もありえます。

　心房内の興奮1周ごとに房室結節に1回信号が入ります。つまり、0.2秒に1回、1分間では300回の信号が入るわけです。

　これをすべて心室に伝導してしまうと心室の心拍数は300回/分になってしまいます。心室はたまったものではありませんね。そもそもそんな頻度で伝導できるほど房室結節は働き者ではありません。

　房室結節に入る信号の何回に1回を心室に伝えるかを伝導比といいます。

　心房粗動の場合1：1の伝導比なら心室興奮は0.2秒間隔、心拍数300回/分ですが、これは通常ありません。1：1の伝導比では、1回はブロックされますから0.4秒に1回の心室興奮で、心拍数は150回/分、3：1で100回/分、4：1で75回/分になります。つまり、心拍数は伝導比によって300の約数になります。これを心房粗動の「300の法則」といいます。一般には2：1、4：1の伝導比が多く、心拍数は150、75回/分になります。

　心房粗動には発作性心房粗動、慢性心房粗動があり、対応も心房細動とほぼ同じ扱いです。しかし、心房細動に比

較して粗動のまま慢性化することは多くありません。

　洞調律復帰には、抗不整脈薬、除細動を行いますが、心房細動よりも少ないエネルギーで治ります。

　カテーテルで伝導路を焼いて治療する"アブレーション"を行うこともあります。心房粗動の場合は、心房収縮はあるので血栓は心房細動ほどできやすくありません。

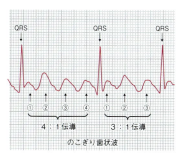

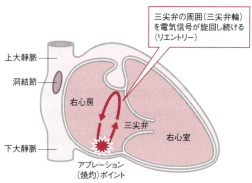

図4-16　心房粗動（AF）

まとめ

・心房内を興奮がリエントリーする不整脈で、1周0.2秒

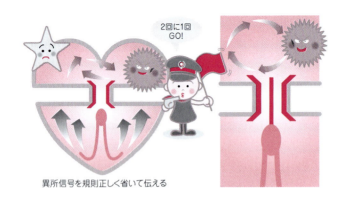

異所信号を規則正しく省いて伝える

なので5コマごとに規則的にヤマをつくるF波が見られる。
- F波はⅡ誘導、Ⅲ誘導、aV$_F$ではっきりし、V$_1$ではP波のように見えることもある。
- 心房何周に1回心室に伝導するかを伝導比といい、伝導比が固定していれば心室のリズムは規則正しくなる。
- 伝導比は房室結節の不応期によって決まり、2：1（心拍数150回/分）、4：1が多い。
- 発作性、慢性心房粗動があり、発作性は、薬剤、除細動、アブレーションで洞調律に回復させる治療を行うこともある。

3 発作性上室性頻拍

では、**図4-17**の心電図です。心電図の全体像はどうでしょう。幅の狭い正常QRS波が規則正しく出ているようです。P波は、少なくともQRS波の前には見えません。

PP間隔も不明ですね。

ディバイダーでRR間隔をチェックしてみましょう。一定で約10コマですね。0.04×10＝0.4秒周期で規則正しく心室は興奮しています。心拍数は1500÷10＝150回/分で100以上ですから頻拍ですね。

これは、**発作性上室性頻拍**（paroxysmal supraventricular tachycardia：PSVTまたはSVT）です（以下、PSVTと記述）。

"発作性"は心房細動、心房粗動でも説明しましたが、洞調律の状態から突然、発作的に発症するという意味です。

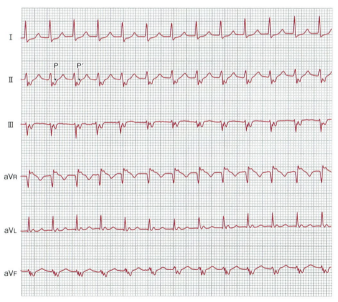

図4-17　発作性上室性頻拍（PSVT）の心電図

"上室性頻拍"はヒス束より上つまり上室が原因の頻拍という意味で、ヒス束以下は順序正しく伝導して心室が興奮しますので、洞調律と同じ形の幅の狭いQRS波の頻拍です。

　このままの定義だと、幅の狭いQRS波の頻拍で、発作性に出現するもの、たとえば心房頻拍、発作性心房細動・粗動も含まれてしまいますが、現場ではリエントリーの関与する上室性頻拍、本書ではとくに房室結節をリエントリー回路に含む上室性頻拍をPSVTとします。

　房室結節を含むリエントリー回路を興奮がグルグル回っている不整脈がPSVTです。この回路は2種類あります。

　1つは、房室結節周囲で興奮はゆっくり時間をかけて房室結節内に入って、比較的速い速度で房室結節から心房側へ抜けるルートです。ゆっくり伝導する経路をスローパスウェイ（slow pathway）、素早く伝導する経路をファストパスウェイ（fast pathway）といいます。

　図4-17の心電図をもう一度よく見てもらうと、II誘導、III誘導、aV$_F$のQRS波の直後に陰性のP波が見られます。このP波は、洞性ではなく房室結節から素早い伝導（ファストパスウェイ）で心房に入って、心房を下から上に興奮させますので、II誘導、III誘導、aV$_F$では陰性のP波（非洞性なのでP′波とします）として現れます。この心房興奮は時間をかけて房室結節内をヒス束に伝導（スローパスウェイ）して心室を興奮させますから、P′波から次のQRS波は間隔があいています。

　房室結節を含めて、その周囲を旋回しているリエントリー回路によるPSVTで、房室結節リエントリー性頻拍（AVNRT）といいます。心房興奮（P′波）からヒス束までの

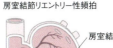
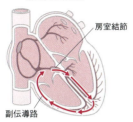
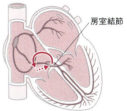

図4-18 主な発作性上室性頻拍

伝導時間によっては、P'波がQRS波内に埋もれて判別できないことがあります。

もう1つの回路は、心房心室間にヒス束以外の伝導路がある場合です。これは**副伝導路**といい、人口1,000人に数人いるといわれています。

房室結節をゆっくりヒス束に順行伝導して心室が興奮し（ヒス束・脚・プルキンエ線維と伝導しますから正常のQRS波です）、この興奮が副伝導路を心房側へ逆行伝導して心房を下部から上部へ興奮（下から上ですから陰性のP'波になります）させます。

房室結節と副伝導路を含む興奮の輪がグルグル回転しているPSVTで**房室回帰性頻拍**（AVRT）といいます。

この2つがPSVTのほとんどすべてを占めます（**図4-18**）。まれに洞結節周囲のリエントリーによる頻拍がありますが、この場合はP波（洞調律に似た形のP波）が見られます。

AVNRTもAVRTも、P波がQRS波に埋もれてよくわからないことが多く、たとえ判別できても、PSVT発作中の

心電図でこの両者を鑑別するのは困難です。

しかも、接合部調律（前述）もQRS波に陰性P波が埋没していますから、頻拍傾向の接合部調律との鑑別も問題になります。

以下の点で区別しましょう。

・**接合部調律**：頻拍になることはほとんどない。突然心拍数が変化することはない。
・**発作性上室性頻拍**：150〜200回/分程度の頻拍になることが多い。洞調律が基本で突然頻拍発作が起こる。

ちなみに、PSVTの心拍数は、リエントリー回路の興奮旋回速度で決まります。0.4秒で1回転すれば、1回転に1回心室と心房が興奮しますから、心拍数は60÷0.4＝150回/分になりますね。

5　PQ間隔が長い、P波のあとにQRS波がない

1　1度房室ブロック

図4-19の心電図はどうでしょうか。

P波は規則正しく出ていて、その間隔は約20コマですから、心房の心拍数は約75回/分程度で、形もおかしくないので正常洞調律です。

では、PQ間隔はどうでしょうか。P波の始まりから数えると、なんと7コマすなわち0.04×7＝0.28秒もあります。

QRS波は幅が狭く、心室内は正常伝導路を通って、心

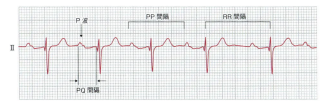

図 4-19　1度房室ブロックの心電図

安らかに収縮が完結しているようです。

　つまり、この心電図はPQ間隔だけが異常に長いが、後は正常ということになります。PQ間隔は房室結節での電気の潜伏時間を反映していますから、この場合は、房室結節での伝導時間が長いということです。

　このようにPQ間隔は一定で、5コマすなわち0.20秒を超える場合を、**1度房室ブロック**（A-V block、atrioventricular block）といいます。

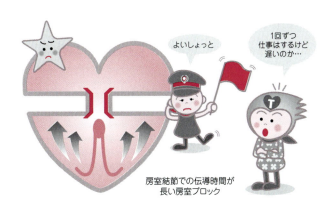

2　2度房室ブロック（ウェンケバッハ型）

「1度あれば2度ある」のが世の常です。**図4-20**の心電図はどうでしょう。ではディバイダー。全体を見ると……どうも乱れていますね。何かおかしいですね。趣向を変えて問題形式にしてみましょう。

洞調律で、洞不整脈はありますが心房は正常のリズムで、約68回/分くらいですね。問題は房室伝導です。房室伝導はPQ間隔に反映されています。

この心電図では、1～3拍までのPQ間隔は、5コマ、7コマ、8コマと徐々に延長して、4拍目のP波の後にQRS波が見られません。この4拍目の心房興奮は心室に伝導されなかった、すなわちブロックされたのです。その次の5拍目のP波の後には、QRS波が続いていますね。QRS波は、幅が狭くヒス束～脚～プルキンエ線維を正常に伝導しています。

2拍以上伝導して、1拍だけブロックされるタイプを**2度房室ブロック**（2nd degree AV block）と定義しました。

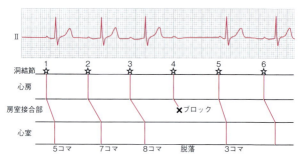

図4-20　2度房室ブロック（ウェンケバッハ型）の心電図とブロック位置

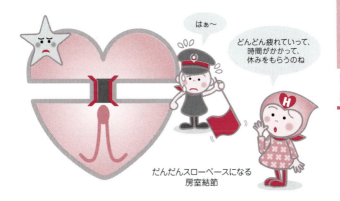

だんだんスローペースになる
房室結節

この2度房室ブロックには2種類あって、このように房室伝導時間すなわちPQ間隔が徐々に延長して、1拍だけブロックされる2度房室ブロックをウェンケバッハ型（Wenckebach type）と呼びます（モビッツ〔Mobitz〕Ⅰ型2度房室ブロックともいいます）。

3 2度房室ブロック（モビッツⅡ型）

図4-21はPP間隔は一定で洞リズムですから、少なくとも心房興奮は正常ですね。QRS波も幅が狭く心室内の伝導は正常のようです。問題は房室間の伝導にあります。2拍以上の房室伝導（P波とQRS波がつながった）があって後に、1拍だけ房室間にブロックをきたす（P波とQRS波がつながらない）という状態は、2度房室ブロックです。2度房室ブロックのうち、この心電図のようにPQ間隔の延長なしに心室への伝導が1拍ブロックされるタイプをモビッツⅡ型（Mobitz type Ⅱ）といいます。

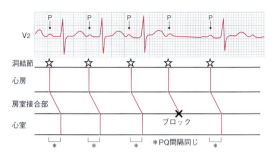

図4-21　2度房室ブロック(モビッツⅡ型)の心電図とブロック位置

　ウェンケバッハ型(モビッツⅠ型)との本質的な違いは、ウェンケバッハが房室結節内のブロック(PQ間隔が徐々に延長してQRS波が脱落)であるのに対して、モビッツⅡ型はヒス束より下位のブロック(なんの前触れもないQRS波の脱落)であるという点です。ヒス束内の伝導障害あるいは、両脚を含む心筋の広い範囲の伝導障害が原因です。

　2度ブロックは"2拍以上連続した房室伝導後に1拍のみQRS波が脱落"するものです。なぜ"2拍以上連続"かといえば、2拍以上連続して伝導していないと"徐々に延長して"か"延長なしに"ブロックされるかが判定できないためです。表4-1にして対比しましょう。

表4-1　2度房室ブロックの特徴

	ウェンケバッハ型(モビッツⅠ型)	モビッツⅡ型
心電図	PQが徐々に延長後ブロック	PQの延長なしにブロック
ブロック部位	心房内、房室結節内	心室、ヒス束以下
性質	生理的、良性	病的、悪性
予後	問題なし	重症な徐脈になる
対応	放置(薬の確認)	注意深い観察
治療	不要(薬の調整)	多くはペースメーカー

4 3度房室ブロック（完全房室ブロック）

心房から心室への伝導が完全に遮断された状態が完全房室ブロックです。3度房室ブロックともいいます。ヒス束あるいはヒス束より下位の広範な障害で発生します。心室に興奮が来ないわけですから、そのままでは心臓が停止してしまいます。

では、図4-22の心電図を見てみましょう。

まず全体です。QRS波が少ないですね。一見して徐脈です。RR間隔を測って心拍数を計測してみましょう。RR間隔は約67コマ、0.04×67＝2.6秒。心拍数は1500÷67＝22回/分と高度の徐脈です。ここで、RR間隔がほぼ一定になっていることを覚えておいてください。

次にP波を探してPP間隔を計測してみましょう。

Ⅰ誘導、Ⅱ誘導、aV_Fで陽性P波、PP間隔は18コマ（0.72秒）で規則正しく出現しています。ところどころQRS波、T波と重なっていますので注意してください。洞調律で、洞結節〜心房は0.72秒間隔つまり83回/分で平常どおりに

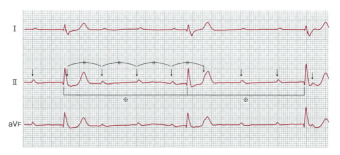

図4-22 3度房室ブロック（完全房室ブロック）の心電図

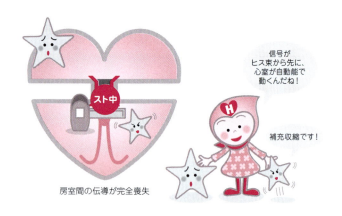

房室間の伝導が完全喪失

活動しています。

　では、PQ間隔をチェックしてみましょう。どうも規則性がなくバラバラです。このP波はQRS波と関連がない、つまり心房興奮は心室に伝導していないのです。これが完全房室ブロックです。

　なぜ、関連がないと言い切れるかといえば、心室の興奮周期が、心房の興奮周期と無関係だからです。PP間隔、RR間隔とも規則正しく、一定ですが、別々の周期ですね。これは、心房は洞調律ですが、房室伝導がないために、心室が補充調律になっているからです。このように心房と心室が別々のリズムで興奮していることを**房室解離**といいます。

　房室間の伝導がなくなってしまって、興奮が心室に届かなくなった場合は、心室内、具体的にはヒス束、脚、プルキンエ線維の自動能で心室を興奮させます。このように徐脈によって下位の自動能がペースメーカー機能を果たす調

律を補充調律、補充調律による心室の収縮を補充収縮といいます。補充収縮が出ないと心室停止となってしまいます。

5 高度房室ブロック

"高度"とは、ここでは"重症"という意味で使います。心房の興奮が2回以上連続で心室に伝導しない状態が高度房室ブロック（advanced AV block）です。

図4-23の心電図を見てみましょう。規則正しく幅の狭いQRS波が連続していますが、RR間隔は長いようです。心拍数はRR間隔が33コマですから1500÷33≒45回/分、徐脈ですね。

では、P波はありますか。QRS波に先行してⅠ誘導、Ⅱ誘導で陽性P波があるので洞性P波のようですし、PQ間隔は5コマ＝0.16秒です。洞性徐脈でしょうか。

基線をよく見てみましょう。T波の後に小さい波が出て

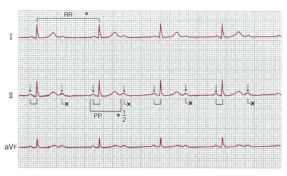

図4-23 高度房室ブロックの心電図

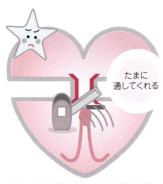
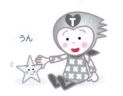

心房の興奮が伝わらないときは補充収縮

いますね。そうですこれはP波です。さっき確認したP波と比較してみてください。同じ形ですね。ということは、これも洞性P波です。QRS波の前にあるP波とこの孤立するP波は、いずれも洞性P波ですからこの間隔が洞周期になりますね。

　計測してみましょう。

　16.5コマ(0.64秒)、したがって心拍数は1500÷16.5≒90回/分となります。わざわざ16.5コマとしたのは、心房と心室の心拍数の比が2：1であることを強調したかったからです。

　この心電図の場合、心房の興奮は洞調律で、洞性P波・洞性P波・洞性P波・洞性P波・洞性P波・と規則正しく90回/分で繰り返されていますが、房室間は、伝導・ブロック・伝導・ブロック・伝導・ブロック・伝導・ブロック・と2回に1回しか心室に伝えません。したがって、心室は、QRS波・休み・QRS波・休み・QRS波・休み・QRS波・休

み・QRS波・休み、と心房の半分の頻度で興奮することになります。

このように、洞性P波が2拍以上連続して伝導しない状態が高度房室ブロックです。P波何拍に対してQRS波が出現するかを伝導比といい、この場合は伝導比2：1ということになります。2：1より悪い伝導比つまり、洞性P波3拍に対して1拍伝導する場合が3：1伝導または、3回に2回ブロックされるので3：2ブロックといっても構いません。

4回に1回なら4：1伝導（4：3ブロック）、5回に1回なら5：1伝導（5：4ブロック）、というわけです。2：1伝導よりも伝導比が悪いものはすべて高度房室ブロックです。

注意すべきは、人体はそう精密なものではないので、同じ高度ブロックでも2：1になったり、4：1になったり変動することがある点です。いずれにしても2拍として連続して伝導しないのが高度房室ブロックです。

このタイプもモビッツⅡ型と同様に、ヒス束以下に器質的障害つまり病的な伝導能障害があるために出現します。完全房室ブロックの一歩手前の状態であるとともに、すでに徐脈となっていてペースメーカー治療の適応となります。

6 房室ブロックの特徴

房室ブロックの特徴を**表4-2**に示しました。

表 4-2　房室ブロックの特徴

1度房室ブロック	1：1伝導で、PQ間隔が0.20（5コマ）を超えるもの
2度房室ブロック （ウェンケバッハ型）	2拍以上連続した房室伝導の後にQRS波が脱落する（2度房室ブロック）もので、PQ間隔が徐々に延長するもの
2度房室ブロック （モビッツⅡ型）	2拍以上連続した房室伝導の後にQRS波が脱落する（2度房室ブロック）もので、PQ間隔の延長がなく、突然QRS波が脱落するもの
3度（完全）房室ブロック	房室間の伝導がまったくないもの
高度房室ブロック	2：1よりも伝導比が悪い（2拍以上連続した房室伝導はないが、まったくないわけではない）房室ブロック（2：1伝導、3：1伝導、4：1伝導……） 2度房室ブロック（モビッツⅡ型）と3度（完全）房室ブロックの中間と考える

原因

　房室間の伝導経路の異常により発生します。1度房室ブロックおよび2度房室ブロック（ウェンケバッハ型）は、自律神経などの生理的な状態でも起こりえますが、モビッツⅡ型以上のブロックは、すべて病的と理解してください。

　1度およびウェンケバッハ型は房室内の問題で、モビッツⅡ型以上は、ヒス束以下の障害です。主な原因を次に列挙します。

・生理的（1度とウェンケバッハ型）→睡眠時や若年者によく見られる

・薬剤の影響→ジギタリスなどの房室伝導を抑制するもの

・電解質異常→とくに高カリウム血症

・心筋梗塞など虚血による房室伝導路の障害

・加齢や全身疾患（サルコイドーシスなど）に伴う房室伝導路の変性

・原因不明の場合もある

対 処

　1度房室ブロックおよび2度房室ブロック（ウェンケバッハ型）は、生理的な場合が多いので、あわてる必要はありません。

　モビッツⅡ型以上の場合は、徐脈や心停止をきたすこともあります。補充収縮が安定していないときは、緊急で体外式ペースメーカーを挿入することがありますので、すぐに医師に報告します。

　もしも処置中に、心肺停止や、患者さんの意識がなくなってしまったら、心肺停止の一次ABCDサーベイです。意識確認です。反応がなければ応援・救急カート・除細動器、そしてA・B・Cでモニターを確認して、VFかVT（この場合は意識がないですから無脈性のはずです）ならば、D：除細動の適応です。

　最後に房室ブロックの復習を**表4-3**にまとめておきます。

表4-3　房室ブロックの分類

	部位	性質	対応
1度	心房内（房室結節）	生理的	放置（薬確認）
2度ウェンケバッハ型	心房内（房室結節）	生理的	放置（薬確認）
2度モビッツⅡ型	心室内（ヒス以下）	病的	厳重に観察
3度（完全）	心室内（ヒス以下）	病的	ペースメーカー
高度	心室内（ヒス以下）	病的	ペースメーカー

6 PQ間隔が短い

1 副伝導路

　PQ間隔の正常下限は、0.12秒（3コマ）でしたね。0.11秒以下はPQ間隔が短いということになります。

　そもそも、PQ間隔つまり心房興奮と心室興奮の時間差は、心房の興奮波が房室結節でペースダウンしてゆっくり進むために見られます。

　そのPQ間隔が短縮するのは、房室伝導速度が増して心室に素早く伝導されたか、房室間に別の高速ルートをもっているかどちらかです。

　アドレナリンや交感神経の亢進で、房室結節の通過スピードが速くなれば、PQ間隔は短くなりますが、それでも0.12秒（3コマ）までと考えましょう。

　3コマ未満まで短縮したものは、房室結節・ヒス束の房室接合部以外の房室間ルートがあると思ってください。心房と心室の間にある、房室接合部以外の伝導路を副伝導路といいます。

　図4-24の心電図をみてみましょう。全体を見てみると……規則正しいようです。

　では、P波はⅠ誘導、Ⅱ誘導、aVₓで陽性、PP間隔は規則正しく、約20コマ心拍数は1500÷20＝75回/分で、心房は洞リズムですね。

　PQ間隔はどうでしょうか。P波の始まりからQRS波の始まりまでを測ってみると、Ⅱ誘導では2.5コマくらいで

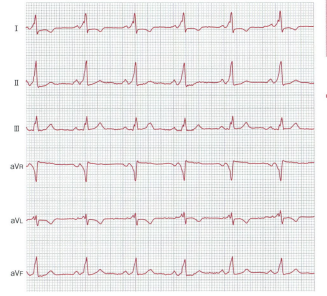

図4-24 WPW症候群の心電図

すね。

　QRS波は、幅が広く、P波に連なるように緩やかな傾斜がありますね。

　このPQ間隔の短縮と、幅広QRS波は、ケント束という心房・心室間の副伝導路によるものです。図4-25のように洞結節から心房興奮までは正常ですが、房室接合部以外に房室間の伝導路であるケント束があるため、心房の興奮は房室結節に進入するとともに、ケント束からも心室に伝導されます。ケント束は房室結節と違って、ゆっくり進むという特殊な性質はなく、素通りともいえる速度で心室に伝導されます。

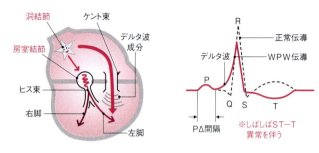

図4-25 ケント束とデルタ波

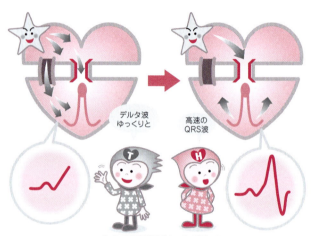

心室の興奮が異常ルートで伝わる

　このため、心房興奮に引き続き心室興奮が始まる、つまりP波に連なってQRS波が見られるというわけです。心室はケント束の心室側の付着部から興奮が始まります。

　ところで、房室結節からの興奮は通常どおりヒス束から脚に伝導しています。

　つまり、心室はケント束から入ってきた興奮と、ヒス束

から入ってきた興奮の両方からの興奮が伝導していきます。心室に伝導するルートが2つあるわけです。

ケント束ルートはヒス束を通らないので、心室の興奮開始タイミングこそ早いものの心室内ではヒス束・脚を通らないことで、ゆっくり伝導しますから、緩やかな傾斜をつくります。一方、ヒス束からの興奮は鋭い幅の狭い興奮波をつくります。両方の波の合成がこのQRS波形なのです。

この、興奮がケント束から心室に流入してできる緩い傾斜の部分を**デルタ波**といいます（**図 4-25**）。デルタはギリシャ文字のデルタで"⊿"です。緩やかな立ち上がりですよね。ですから、正確にいえば、PQ間隔ではなく、P⊿間隔（P波の開始からデルタ波の立ち上がりまで）が短縮しています。

また、ケント束は房室結節に比較して不応期が短いという特徴があります。これは、より高頻度の心房興奮をも心室に伝導してしまうということを意味します。

WPW症候群で心房細動をきたすと、ケント束の不応期が短いために、より高頻度に心室に興奮が伝導して、心室の心拍数が通常の心房細動よりも速くなります。

2 WPW症候群

ケント束があっても、洞調律の場合はなんの兆候もなく、心電図にデルタ波が見られるだけですが、この副伝導路は発作性上室性頻拍（PSVT）の原因になります。ケント束を有し、頻拍発作をきたしうる疾患を、発見者の名前にちなんで、**WPW症候群**（Wolff-Parkinson-White syndrome)といいます。

PSVTとは期外収縮などをきっかけにして、房室伝導とケント束とで、心房心室間を興奮が旋回（リエントリー）する不整脈です（**図4-26**）。

心房からの興奮が房室結節からヒス束〜脚〜プルキンエ線維をいつもの順序で伝導して、その興奮は、心室からケント束を逆方向に伝導して心房を興奮させて（逆伝導）、心房興奮は房室結節から心室へという繰り返しがリエントリーです。

洞調律では、心房から心室へ2つの伝導路で興奮が伝導して、しかもケント束を通ったほうが早く心室に到達しますのでデルタ波ができます。

しかし、PSVTになると、心室への伝導は通常の房室結節、ヒス束〜脚〜プルキンエ線維ですから、幅の狭いQRS波となり、デルタ波はなくなってしまします。

ケント束は、洞調律とは逆に心室から心房への逆伝導に使われ、心房を下から上に興奮させますから、Ⅱ誘導、Ⅲ

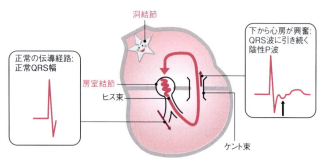

図4-26　リエントリーする不整脈

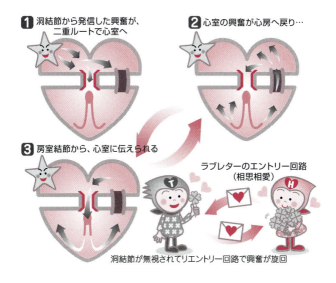

誘導、aV_Fの下方向を陽性にする誘導では、幅の狭いQRS波の直後に陰性のP波が見られます。

ケント束の性質を房室結節－ヒス束と比較してまとめておきましょう。

- **伝導速度が速い**：心室に速く到達し、デルタ波をつくる。
- **不応期が短い**：高頻度の心房興奮を心室に伝導する。
- **逆伝導がある**：心室から心房へも興奮を伝導するので、PSVTの原因となる。

> まとめ（洞調律時）
> - PQ間隔（P⊿間隔）が3コマ以内に短縮している。
> - デルタ波が見られ、QRS幅が3コマ以上になっている。
> - PSVTの原因になる。

7 幅広QRS波を解析する

1 心室性期外収縮

あなたがモニター心電図の近くにいると、けたたましいアラームの音ともに**図4-27**の心電図に見られるような波形が出現しました。

さあ解析しましょう。

PP間隔は3拍目までは規則正しく一定、1拍目と2拍目のPP間隔は（はい、声を出して言ってみましょう）300、150、100、75と60の間で心拍数も正常、PQ間隔は一定で3コマ、QRS間隔も2コマで、3拍目までは正常ですね。ところが、3拍目のQRS波の後に態度のでかいQRS波が登場して、5拍目からまた正常P波－QRS波になっています。

この正体はなんでしょう。

どう見てもQRS波なので心室の興奮には違いないでしょうが、形が違います。また幅が広くて（4コマもあります）恰幅がいいですね。幅が広いということは、心臓の

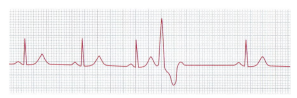

図4-27 心室性期外収縮の心電図①

収縮完了に時間がかかっているということです。つまり、正常の電気の通り道を通っていないということなのです。

さて、さらにこのQRS波の前にはP波が見あたりません。よく見ますとP波はこの態度のでかいヤツに関係なく、本来、出るべきタイミングでちゃんと出ていますので、心房の収縮は洞結節からの信号で規則正しく行われていることになります（図4-28）。

つまり、このQRS波は心房の興奮とは関係なく勝手に

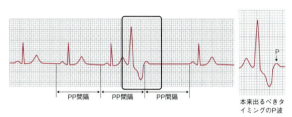

図4-28　心室性期外収縮の心電図②

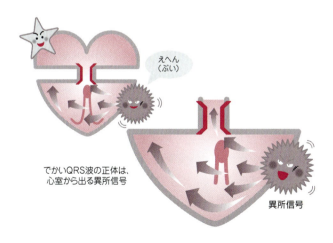

心室から出たもので、房室結節の関所を通っていないので、高速道路（刺激伝導系）には乗せてもらえず、一般道を通ったために時間がかかって、幅が広くなったのです。

世の中にも規律を乱す人がいるように、心室筋にも勝手にファイヤーしちゃうヤツがいるんです。その電気は命令には逆らわない他の仲間を巻き込んで、心室全体に伝わってしまうのです。

これが心室性期外収縮（premature ventricular contraction：PVCまたはventricular premature contraction：VPC）の正体です。

さて、この心電図にはある謎が隠されています。それに気づいた人には、筆者から心電図3級を授けます。

その謎とは、図4-28で矢印に示したP波、つまり心房の興奮がなぜ心室に伝わってQRS波をつくらなかったかということです。

そう、人も心臓も仕事をした直後は疲れて仕事ができない時期（不応期）があるのです。つまり、この心室性期外収縮が心室筋を興奮させて、房室結節まで入り込んでしまったので、心房から興奮が届いても房室結節がお休みをきめこんで興奮の通過を拒否したのです。世間では"パス"といいます。

さあ、では図4-29の心電図はどうでしょうか。

やはり2拍目に形の違う幅の広いQRS波が、通常より早いタイミングで出ていますね。しかもQRS波の前にP波が見あたりませんので、心室性期外収縮ということになります。P波はどこだろうと探すと、2拍目の態度のでかいヤツのT波の後に、いつものタイミングでちゃんと出てい

110

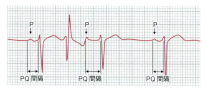

図4-29 心室性期外収縮の心電図③

て、しかも正常のQRS波を従えていますね。

でも、よく見てみましょう。そのP波の後のPQ間隔はほかのPQ間隔より長くなっています。

なぜなのでしょうか。

これを考えるためには"相対不応期"のことを知る必要があります（原則11、p.25）。先ほどの例の心室性期外収縮後のP波、つまり心房の興奮は、心室まで届かず房室接合部のなかで消滅してしまいました。でも、この例の心房興奮の電気は、時間はかかったけれど、なんとか房室結節のトンネルを抜けることができたのです。

まとめ

- QRSの幅が広い（普通は3コマ以上）→正常伝導路を通っていないため心室の興奮終了に時間がかかる。
- **先行するP波がない**→心房からの興奮が伝わったわけではないため

それでは、超難問である**図4-30**の心電図を見てみましょう。これが理解できれば、著者から心電図初段を授けます。

いきなり1拍目から幅の広いQRS波が出現しています。

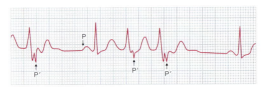

図4-30　心室性期外収縮の心電図④

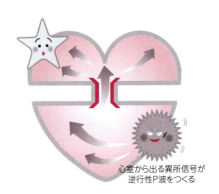

心室から出る異所信号が
逆行性P波をつくる

　3拍目、4拍目も1拍目と同じく、幅広のQRS波が出ています。それらの前にはP波がありませんので、正体は心室性期外収縮ということになります（ここまでできると心電図4級です）。

　問題は心室性期外収縮のQRS波の直後に見えるとがったヤツです。心電図にはよくまわりからノイズが入り、基線が揺れることがありますが、3つのQRS波のすべてにあるので、偶然とはいえません。

　実はこれは逆行性P波といわれるもので、心室性期外収縮の興奮の波が、房室結節のトンネルを心室から心房へ逆側から入り込み、心房を普段と逆順で下から上に向かって興奮させたのです。

ヒトの房室結節の約半分は、心房側から心室側にだけ興奮を伝える一方通行ですが、残りの半分は両方向性の交通ができます。ただし、普通は１車線しかないので、片方が通行しているときは、反対側からの波は途中でぶつかり、両方とも消滅してしまいます。

原因

　まず、心臓自体に病気（基礎心疾患）があるかないかに分けます。なぜ、基礎心疾患があるかないかを分けるかというと、同じ心室性期外収縮でも心臓に病気があると、病気がない場合よりも不幸な結果をまねくことが多いからです。

　心臓自体に病気がある（基礎心疾患がある）場合は、ほとんどの心臓病でこの不整脈が出現すると考えておいてください。狭心症、心筋梗塞などの冠動脈疾患、弁膜症、心筋症、先天性心疾患などです。

　では、心臓自体に病気がない場合はどうでしょうか。実は全くの健康人でも１日に数発から数百発、多い人では１万発ぐらいの心室性期外収縮が出ます。何発出たら異常で、何発までは正常とはなかなか決められません。

　しかし、心室性期外収縮が出現しやすい状態にあり、心臓がそういう環境にさらされればこの不整脈は増え、ときには重大な不整脈に移行してしまいます。

　興奮状態や精神的ストレスは、心臓をいじめるホルモン（アドレナリン）の分泌が多くなり、コーヒーやタバコなどもよくないようです。さらに、心臓の治療薬や心臓以外の薬物の中にも心室性期外収縮を増やすものがありますし、

113

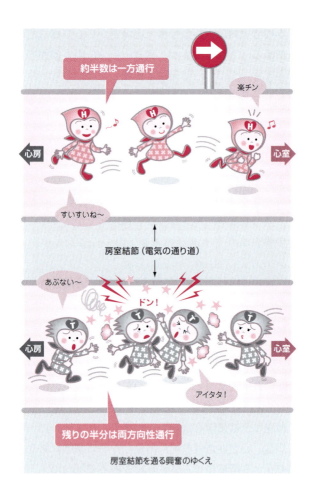

房室結節を通る興奮のゆくえ

　電解質のカリウムやマグネシウムが体内でバランスを崩していると誘因になります。そのほかにも、甲状腺ホルモンなどのホルモン異常も同様にあげられます。
　ですから、治療の根本は原因となる基礎心疾患があれ

ば、これを治すことであり、また同時に、心臓の環境を改善してあげるということにつきます。

対処

基本的には、この不整脈を発見したら患者さんのもとへ走ってください。何か変化がないか、よく見て、よく話を聞いて、バイタルサインをチェックしてください。可能であれば、12誘導心電図をとりましょう。

先輩ナースや医師には、以下の場合は必ず相談しましょう。なぜなら、これらの出現は、心臓やそれを取り巻く環境に悪い変化が起こっている可能性があり、心臓が電気的に不安定になっていて、**致死性不整脈〈心室頻拍・心室細動〉**（p.116、p.119参照）の前兆の場合も考えられるからです。

心室性期外収縮には、次のようなものがあります。
①心室性期外収縮の数が増えた（いままでなかったのが出

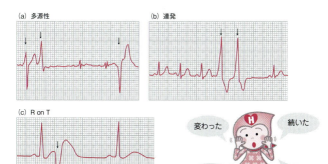

図4-31　心室性期外収縮の心電図の種類

始めたものも含めます)。
②形の違う心室性期外収縮が出た(多源性)……**図4-31**-a。
③心室性期外収縮が2拍以上連続した(連発)……**図4-31**-b。
④前の心拍のT波の上に出た(R on T：心室性期外収縮のR波が前のT波の上に出現)……**図4-31**-c。

2 心室頻拍

図4-32の心電図はどうでしょうか。

1拍目、2拍目のQRS波は幅が広くなっていて、先行する心房興奮、すなわちP波がありませんので心室性期外収縮です。さらに、2つは形が違いますので、多源性の心室性期外収縮です。その後も心室性期外収縮が頻発して、ついには幅広QRS波のオンパレードになってしまいます。よ〜く目に焼き付けておきましょう。

これが**心室頻拍**(ventricular tachycardia：**VT**)です。"頻拍"の"頻"は心電図の世界では、心拍数100回/分以上をさします。ですから、100回/分以上の心拍数で3発以上続

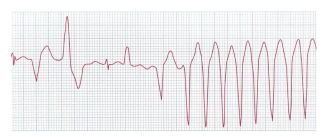

図4-32　心室頻拍の心電図

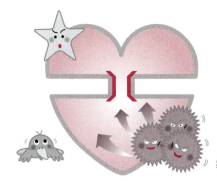

心室から出る
異所信号の増加

く心室起源の不整脈を心室頻拍といいます。この心拍数を見ますと、200回/分以上になっています。

この不整脈が危ない理由は、次の2点です。

①心拍数が速くなりすぎて、心臓の収縮・拡張がついていけないために血液が送り出せなくなります。すると、血圧が下がり、脳にも血液が供給されなくなり、失神（意識消失）してしまいます。また、心臓の筋肉にも酸素が供給されなくなるので、さらに心臓が疲れるという悪循環に陥ります。

②①とも関係しますが、心室細動という、さらに恐ろしい不整脈に移行しやすいのです。

原　因

心室性期外収縮と同じですが、恐ろしいことになんの基礎心疾患もないのに、この不整脈を起こすことがあります（**特発性心室性頻拍**）。

対　処

　もちろん、すぐにベッドサイドへ行きますが、医師にすぐ連絡をします。できれば数人でベッドサイドに行きましょう。

　意識がない場合は、いわゆる無脈性VTで心肺停止状態ですから、先述したように応援・救急カート・除細動器を要請します。

　もし、意識がしっかりしていれば、落ち着いて以下の処置を行います。

・**応援・救急カート・除細動器を要請**
・**バイタルサインのチェック**：心室頻拍でも心拍数や心機能によっては血圧が保たれていて、場合によっては症状がない場合もあります。
・**心電図モニター**：ベッドサイドの処置になりますので必須です。
・**点滴ラインの確保**：薬剤投与の必須ルート。太い留置針で、末梢静脈が基本です。
・**酸素の投与**：呼吸器疾患がなければ、経鼻カニューレで4L/分
・意識があっても、心臓が不安定な患者さんは、バイタルチェック後、O_2・ライン・モニターが必須です。
・可能なら12誘導心電図を記録する。
・気道確保の準備

3 心室細動

図4-33は、基線がギザギザしているだけでP波もQRS波もなんだかよくわかりません。

これは、**心室細動**（ventricular fibrillation：Vf）といって、読んで字のごとく心室が細かく痙攣しているだけの状態です。

まさにこれは心肺停止です。この心室細動が起こると、数秒で意識がなくなり、心拍が戻らなければそのまま死に

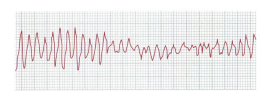

図4-33　心室細動の心電図

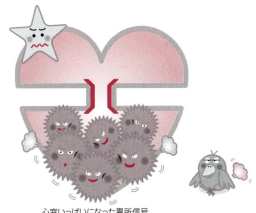

心室いっぱいになった異所信号

至ります。究極の致死性不整脈です。

　ごくまれに自然に心拍が復帰することがありますが、例外中の例外で、除細動しないと心静止に移行して、時間とともに救命のチャンスが減っていきます。

・まずは患者さんのところへ急ぐ、できれば数人で
・意識がない場合が多いので心臓マッサージ開始、アンビューバッグなどで呼吸補助
・ドクターに必ず連絡
・血圧チェック（おそらく測れないと思います）
・心電図モニター
・救急カートの準備：薬剤、とくにリドカインの確認を忘れずに
・点滴ラインの確保
・直流除細動器の準備
・気道確保の準備
・酸素の投与

8 人工ペースメーカー

1 ペースメーカーのしくみと実際

①ペースメーカーとは何か

　心筋は電気刺激によって、全体として心臓内腔の容積を減らす収縮という仕事を行います。

　正常では、洞結節の信号が心房に波及して、心房を収縮

させ、その興奮が房室結節・ヒス束を経て心室を脱分極させ、心室が収縮します。洞結節が周期的に電位を発生して、心臓の拍動リズムをつくるゆえに、洞結節は**ペースメーカー**といわれているわけです。

この**周期的な電位**を直接心臓に与えて、人工的に収縮リズムをコントロールするのが、人工ペースメーカー（以下、ペースメーカー）治療です。この心臓に加える電位を**刺激**といい、この人工的な電気刺激で心臓が調律されることを**ペーシング**といいます。

②実際の方法

電気刺激を発生する装置、ペースメーカー本体を**ジェネレーター**といいます。このジェネレーターに電線を接続し、先端を心臓に接触させペーシングします。この電線を**リード**といいます。

ジェネレーターを体外に出して、リードのみが体内〜心臓に入っているのが**体外式**または**一時的**ペースメーカー、

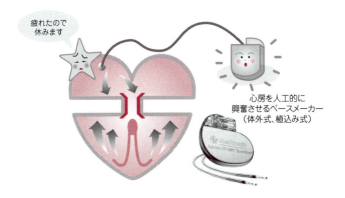

心房を人工的に
興奮させるペースメーカー
（体外式、植込み式）

ジェネレーターを皮下に埋め込む場合を<u>植込み型</u>あるいは<u>永久</u>ペースメーカーといいます。それぞれ専用のジェネレーターとリードを使用します。

　体外式は、感染などの問題から長期間の留置はできず、一般には1週間が限度です。比較的簡単な手技で、緊急時、永久ペースメーカー植込みまでのつなぎで使用します。

　植込み型は、10年以上の電池寿命があり、皮下に留置するため、1〜2時間の手術が必要ですが、体内に留置するため日常生活が可能です。

③ペーシング部位は

　さて、心臓内で"収縮"する部位はどこでしょう。そう、心房と心室です。ですからペーシングできるのは心房と心室です。心房に刺激を与えて心房収縮させるのが心房ペーシング(A pacing)、心室では心室ペーシング(V pacing)といいます。

　心房ペーシングは右心房に、心室ペーシングは右心室先端(心尖部)や中隔にリードを留置することが一般的です。

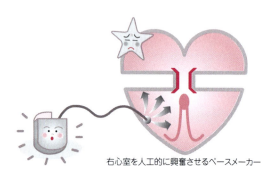

右心室を人工的に興奮させるペースメーカー

④ペースメーカーの種類はどんなものがあるか

上記の機能の組み合わせでペースメーカーが作動しますが、その種類を表現するためにアルファベット3文字(＋1文字)の"コード"があります(**表4-4**)。

最初の文字は、刺激(ペーシング)する部位で、A：心房、V：心室、D：(dual)両方のいずれかが入ります。2番目は感知(センシング)する部位でA：心房、V：心室、D：dual両方のいずれかです。3番目は感知した興奮波に対する反応様式で、I：抑制、T：同期、D：(double)両方のいずれかが入ります。

これに、運動時に設定心拍数を上げる機能(Rate response：R)を4文字目に入れることもありますが、原則3文字のアルファベットで4文字目のRはオプションで

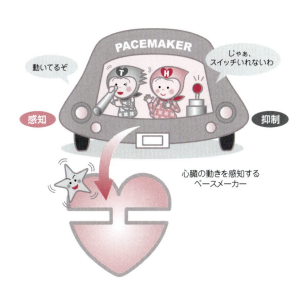

す。この組み合わせを**モード**といいます。

よく使用されるモード別に説明します（**図4-34**）

・VVIモード

心室でペーシング、心室の自己心拍（自己QRS波）を感知、自己心拍を感知した場合は、その時点からペースメーカーの設定周期はペーシングしない（抑制する）というモードです。右心室だけに留置する1本のリード（このリードで刺激・感知兼用）ですみます。

洞不全で、房室伝導が正常な場合は、理論的には心房ペーシングだけで有効ですからAAIモードでもよいのですが、洞不全は後に房室ブロックを合併することがあるため、最近では心房ペーシングのみのAAIモードはほとんど選択されません。

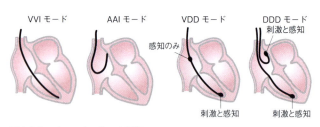

図4-34 ペースメーカーの種類

表4-4 ペースメーカーの分類コード

刺激（ペーシング）	感知（センシング）	反応様式
A（心房）	A（心房）	I（抑制）
V（心室）	V（心室）	T（同期）
D（両方）	D（両方）	D（両方）

・VDDモード

　心室でペーシング、2文字目はDで心房の自己興奮（P波）、心室の自己興奮（QRS波）のいずれも感知可能です。3文字目もDですから、心室の自己心拍については抑制（I）し、心房波を感知して、わずかにタイミングを遅らせて心室をペーシングする機能（T：同期）の両方の機能をもっています。VDD専用リードでは、先端が右心室心尖部にあり、刺激・感知を行い、同じリードの心房に接触する部分で心房波を感知するので、2か所で感知可能で、リードが1本ですみます。ただし、心房接触部位は不安定でペーシングはできません。

・DDDモード

　心房と心室でペーシング可能、両方で感知可能、抑制・同期いずれも可能です。心房・心室に1本ずつ計2本のリードが必要になります。

＊

　リードが心房、心室に1本ずつ留置してあれば、DDD、VDD、VVIいずれのモードも切り替え可能です。また、VDD専用リード（1本で心房は感知のみ、先端は心室で感知・刺激）なら、VDDをVVIモードに切り替え可能ですが、DDDにはできません。VVI専用リードは、VVI以外は選択できません。

⑤どんな場合にどんなペースメーカーを入れるか

　徐脈による症状（脳虚血症状：めまいや失神、心拍出量低下症状：心不全）があれば、原則的にはペースメーカーの適応です。

薬剤、急性心筋梗塞、心筋炎など回復の可能性のあるものは、体外式（一時的）ペースメーカーの留置だけで徐脈の改善とともに不要になります。

体外式は、よりシンプルに心室だけにペーシングするので、鎖骨下静脈、頸動脈または大腿静脈から1本のリードを挿入しVVIモードを選択します。

徐脈の回復が望めない場合、または一過性でも再発する危険がある場合は、永久ペースメーカー植込み（pacemaker implantation：PMI）を行います。

心室は必ずペーシングが必要でアルファベットの1文字目はVまたはDになります。心房機能を温存したい場合は、心房ペーシング機能、心房と心室の同期機能をもつモード（VDD、DDD）を選択します。

2 ペースメーカーの心電図

①VVIモード

図4-35の心電図を見てみましょう。P波はV_1ではっきりします。ディバイダーでPP間隔をチェックしてみると、約20コマ、$1500 \div 20 = 75$回／分で心房は規則正しく興奮しています。

QRS波は、規則正しく25コマ（1秒）ごとに出現していますが、P波とは無関係のようです。QRS幅は3コマで幅広く、"完全房室ブロック・心室補充調律"と診断しそうです。

しかし、とくにV_3、V_4誘導をよく見てみましょう。QRS波の始まりに縦線がありますね。これは**スパイク**と

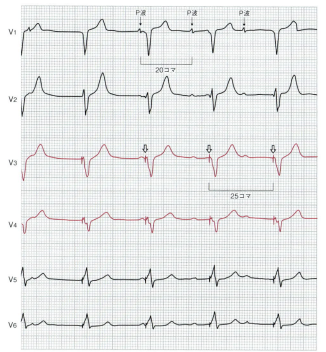

図4-35 VVIモードの心電図①

いって、ペースメーカーの電気刺激です。

QRS波は心室の興奮ですから、刺激に引き続いて心室興奮が出現していますから、心室ペーシング(V pacing：VP)ですね。通常右心室の心尖部で刺激しますので、QRS波はヒス束〜脚〜プルキンエ線維を通らないため、幅が広いQRS波となります。

設定のペーシング周期は、スパイクの間隔(つまりRR間隔)を見ましょう。そう25コマで1秒設定ですね。心拍数

でいえば、60回/分に設定されています。さらに、P波とは同期していませんので、同期（trigger：T）機能はありません。

この心電図はすべてペーシングですが、もう1つ心電図を提示しましょう（**図4-36**）。

最初の2拍は、スパイクの直後に幅の広いQRS波がkenられますから心室ペーシングですね。スパイク間隔を測ってみましょう。25コマ＝1秒です。設定心拍数は60回/分ですね。

3拍目は、スパイクが先行しない幅の狭いQRS波で自己心拍です。前のペーシングQRS波から約17コマ、約0.7秒で出現しています。4拍目は、自己QRS波から25コマ、1秒でスパイク・幅広QRS波でペーシングですね。

つまり、3拍目の自己QRS波を感知して、ペーシングを抑制し、そこから設定の1秒の間に自己心拍がなかったため、ペーシングされているわけです。心室で感知して、

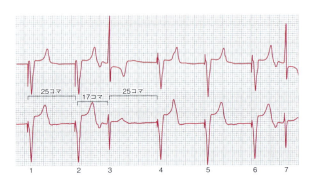

図4-36　VVIモードの心電図②

128

自己QRS波が1秒以内に出現すればペーシングは出ないという機能をもっていますから、心室(V)でペーシング、心室(V)で感知、自己波形が出れば抑制(I)で、VVIモードです。

②VDDモード

　図4-37の心電図はいかがでしょうか。Ⅰ誘導、Ⅱ誘導、aV_Fで陽性P波、幅が広く左房負荷かもしれませんが、27

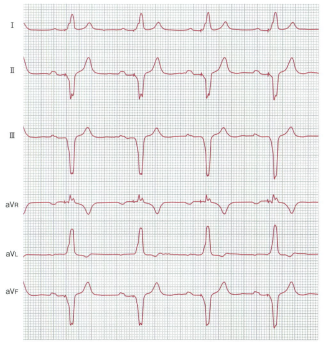

図4-37　VDDモードの心電図

コマ間隔で規則正しいので、洞性P波です。

PQ間隔は、約6コマ0.24秒ですが、P波の後には必ずQRS波が見られています。Ⅱ誘導ではっきりしていますが、スパイク−幅広QRS波ですから心室ペーシングですね。

つまり、これは心房のP波を感知(心房センス：A sense、AS)して、そのP波に同期して(0.24秒遅らせて)、心室ペーシング(VP)しているわけです(AS・VPともいいます)。これはVVI比較して、ペーシングは心室だけですが、感知は心房と心室両方(D)、反応様式は抑制(I)と同期(T)ですから、モードはVDDです。

心房P波を感知してから、0.24秒以内(設定は任意に可能でAVdelay：AVディレイといいます)に、自己QRS波が出現すれば、心室はペーシングしません。

たとえば、心房頻拍などで、心房が暴走して心房心拍数が200回/分になってしまったらどうしましょう。心室が心房に同期してしまうと心室心拍数も200回/分になってしまいますね。

そこで、上限心拍数(upper rate：アッパーレート)を設定します。150回/分に設定すれば、それを超える心房心拍数には追従しません。つまり、心室は150回/分までしかペーシングしないわけです。

一方、たとえば洞性徐脈で心房が30回/分まで低下したらどうでしょうか。P波に同期すると心室も30回/分に低下します。そこで下限心拍数(lower rate：ロウアーレート)を設定します。たとえば50回/分に設定すれば、心房が50回/分を下まわったときは、自動的にVVIモードに

なって、P波と関係なく50回/分で心室ペーシングします。

③DDDモード

　図4-38の心電図はどうでしょうか。Ⅲ誘導ではっきりしますが、スパイクの直後にP波が見られます。ご存じのようにP波は心房興奮ですから、スパイク－P波なら心房ペーシング（A pacing：AP）ですね。その心房スパイクから約5コマ（0.20秒）遅れて、スパイク－幅広QRS波が見られ、心室ペーシング（V pacing：VP）です。ペーシングは心房と心室の両方でD、両方とも自己心拍を感知可能でD、感知に対する反応様式は、自己心拍が出れば抑制（I）、また心房に対して心室が連動する同期（T）の両方あるのでDで、DDDモードです。

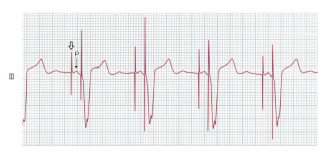

図4-38　DDDモードの心電図

第5章

練習問題

練習問題

●問題1

　房室結節の特徴で正しいものを選びなさい。

1．右心房の上のほうにあり、規則正しく電気信号を
　　発生して、心臓のペースメーカーとなっている。
2．心房から心室への興奮の唯一の通り道で、心臓の
　　なかでは最も早く興奮を伝導する。
3．心臓のポンプ機能を効率よく行うために、心室の
　　収縮開始を遅らせるという重要な使命をもつ。
4．心室内にある刺激伝導系の組織で、左右に分かれ
　　て、心室筋よりも速いスピードで興奮を伝達する。

●解説

[答 ▶ 3]

　心臓内の刺激伝導系は興奮の順序で覚えましょう。右心房にある
洞結節は、ペースメーカーとして働き、規則正しく電気信号を発生
します。その信号は心房内を興奮（収縮）させ、房室間唯一の通り道
である房室結節に到達します。
　このまま心室に興奮が伝わると、心房・心室がほぼ同時に収縮し
てしまうため血液が効率よく駆出されません。そのため心房から心
室に十分血液が送られた後に心室が収縮開始するという時間の
ずれが必要で、房室結節では興奮が心室に伝わるのを遅らせている
のです。心室に到達した興奮はヒス束、脚、プルキンエ線維へと伝
導し、速やかに興奮は完了します。
　1．×：洞結節の特徴、2．×：伝導速度は最も遅い、4．×：
脚の特徴。

● 問題 2

刺激伝導系について誤ったものを選びなさい。

1. 洞結節は外から電気信号が入ると、その時点から洞周期をやり直す、いわゆるリセット現象という性質をもつ。
2. 洞結節の電気信号が出なくなると、心臓は停止する。
3. 正常の心臓では、心房と心室の間は、房室結節以外には興奮の通り道がない。
4. 不応期とは心筋が興奮した後、次の電気刺激がきても興奮できない時間で、各組織で異なる。

● 解説

[答 ▶ 2]

1. ○：心房内の刺激が洞結節をリセットして戻ってくる時間をリターンサイクルといいます。
2. ×：心臓がそう簡単に止まってしまうと困るので、自動能という安全機構があり、洞結節がダメになると、房室結節がペースメーカーとなり、房室結節がダメでもヒス束、脚、プルキンエ線維、心室筋が信号を出します。ただし下位に移るほど、心拍は減ります。
3. ○：心房と心室の間は電気を通さない組織でできていて、唯一の通り道が房室接合部(房室結節＋ヒス束)です。
4. ○：お休み時間です。いちばんお休みの少ない(不応期が短い)のは心房筋で、長いのは房室結節です。

●問題3

不応期について正しいものを選びなさい。

1. 不応期の後半では、強い刺激に対しては反応し、絶対不応期とよぶ。

2. 心臓のなかでは房室結節が最も不応期が短い。

3. 不応期の前半は、心筋が不安定な状態にあり、受攻期とよばれる。

4. 左脚と右脚では右脚のほうが不応期は長い。

●解説

[答 ▶ 4]

1. ×、3. ×：不応期は日曜日と一緒で、心筋の休養期です。月曜からの仕事に備えてお休みしていますが、午前（前半）は完全休養（"絶対"お休み）の絶対不応期、午後（後半）は条件次第（"相対"お休み）の相対不応期です。相対不応期は機嫌が悪いので、怒りっぽくなっていて、刺激のタイミングによっては爆発します（受攻期）。

2. ×：房室結節はお休みが最大、いちばん少ないのは心房筋です。

4. ○：早いタイミングで心室に刺激が入ると、右脚は不応期のために通れず、左脚は不応期を脱していて通るという場合があります。これを変行伝導とよび、ほとんどが右脚ブロック型なのは、不応期の違いによります。

●問題4

　正しいものを選びなさい。
1．心房の興奮は心電図ではP波として現れる。
2．正常のリズムで心拍数が80回／分以上であれば、
　　洞頻脈である。
3．PQ間隔は、房室結節での興奮の潜伏時間を反映
　　し、正常では0.21秒以上である。
4．普通に記録した心電図の横軸の1mmは、0.4秒
　　に相当する。

●解説

[　答 ▶ 1　]

1．○：洞結節の電気信号は弱すぎて心電図では小さすぎて、判別
　　が難しい場合があります。P波は心房の興奮です。
2．×：洞リズムで心拍が増加する場合を洞頻脈といいますが、通
　　常100回／分以上です。
3．×：心房と心室の収縮のカップリングを行うため、興奮は房室
　　結節で潜伏します。心電図上はPQ間隔に相当し、0.20秒以下を
　　正常としています。
4．×：通常の記録では、用紙の記録速度は25mm／秒なので1
　　mmは1秒÷25mm＝0.04秒となります。

●問題5

　正しいものを選びなさい。
1．脚ブロックがあるとPQ間隔が延長する。
2．P波は心室の興奮、QRS波は心房の興奮を表す。
3．PQ間隔とはP波の終わりからQRS波の始まりま
　　での時間のことをいう。
4．正常ではP波、QRS波、T波の順で心電図の1拍
　　をつくり、それが規則正しく出現する。

●解説

[　答 ▶　4　]

1．×：脚ブロックとは心室内の伝導路である片側の脚を、興奮が
　　伝達しない状態なので、心室の興奮終了に時間がかかります。で
　　すから心室の興奮を表すQRS波の幅が広くなります。
2．×：先に興奮するのは心房なので、アルファベットの早いほう
　　のP波が心房の興奮波です。
3．×：ヒッカケ問題ですみません。PQ間隔はP波の始まりから、
　　QRS波の始まりまでの時間です。
4．○：洞結節からの規則正しい電気信号が、心房→房室結節→心
　　室の順に伝わり、規則正しくP波（心房の興奮）、QRS波（心室の
　　興奮）、T波（心室の興奮回復）として心電図に現れます。

●問題6

次の心電図の所見で正しいものを選びなさい。

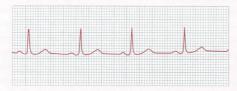

1. 心拍数は75回/分で正常範囲である。
2. 心拍数は120回/分で頻脈である。
3. PQ間隔は、0.24秒で延長している。
4. QRS幅は0.14秒で、脚ブロック型である。

●解説

[答 ▶ 1]

1. ○
2. ×：PP間隔は一定で5mmを1マスとしますと4マス(5×4＝20コマ)あります。p.35の方法を使うと300、150、100、75回/分の心拍数となります。
3. ×：PQ間隔はP波の始まりから、QRS波の始まりまでの時間ですから、この心電図では3コマくらいで0.04×3＝0.12秒ですから正常です(0.21秒以上が延長です)。
4. ×：QRS波の幅はせいぜい2コマくらいですから、0.04×2＝0.08秒と正常です(0.12秒以内が正常です)。

●問題7

次の心電図の診断で正しいものを選びなさい。

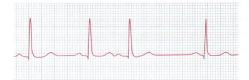

1. 洞不整脈
2. 上室性期外収縮
3. 心房細動
4. 心室性期外収縮

●解説

[答 ▶ 2]

まずP波を探しましょう。2拍目までは規則正しく出ていますが、3拍目のタイミングが早く出ているので、上室性期外収縮です。P波の形の違いははっきりしませんが、これはおそらく洞結節の近くの心房から興奮が発生したためでしょう。この興奮は、心房内を通り、洞結節をリセットし、その時点からまた新たに洞周期が始まるので、期外収縮のP波から次の洞性P波は、心房内を洞結節まで伝導する分だけ洞周期より長くなります（リターンサイクル）。

●問題 8

次の心電図の診断で正しいものを選びなさい。

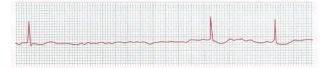

1. 徐脈を伴う心房細動
2. 洞不全症候群
3. 完全房室ブロック
4. 上室性期外収縮

●解説

[答 ▶ 1]

基本はP波のチェックです。この心電図にはP波がありません。代わりに基線が細かく揺れています。これは心房細動の特徴です。またRR間隔も最大3秒程度に延長しています。QRS幅は正常なので、房室結節での伝導障害のために、心房の興奮が心室に伝わりにくくなり、徐脈になっているのです。房室結節の伝導障害は薬剤でも出現します。

●問題9

次の心電図の診断と処置で正しいものを選びなさい。

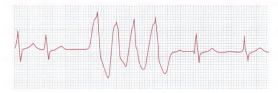

1. 幅の広いQRS波はデルタ波であり、間欠性のWPW症候群なので、心拍コントロールのために房室結節の伝導を抑制するジギタリス製剤を用いる。
2. 幅の広いQRS波は脚ブロックなので、とくに処置は必要としない。
3. 上室性期外収縮の連発により、脚ブロック型の幅の広いQRS波が出ている。上室性不整脈に効果のある薬剤を点滴する。
4. 心室性期外収縮の連発であり、致死性の不整脈に移行する危険が高いため、心室性不整脈に効果のあるリドカインを静注するとともに電気的除細動の準備をする。

●解説

[答 ▶ 4]

　心室性期外収縮の特徴はP波と関係のない幅広いQRS波です。心室頻拍や心室細動といった致死性不整脈に移行する危険の高いのは「増えた（増加）・変わった（多源性）・続いた（連発）・乗り上げた（R on T）」です。この場合、4連発の心室性期外収縮が何度も起きているので、医師に連絡するとともに静脈確保、酸素投与、リドカインの静注、電気的除細動の準備などの処置が必要です。

●問題10

次の心電図の所見で誤ったものを選びなさい。

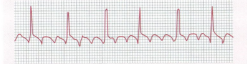

1. 脈をとると100回/分程度で整である。
2. 症状がない場合もある。
3. 4：1伝導の心房粗動である。
4. 心房内の興奮の旋回は300回/分でほぼ一定している。

●解説

[　答 ▶ 3　]

この特徴あるノコギリ状の基線は心房粗動です。心房内で、興奮が三尖弁のまわりを300回/分で旋回するのが原因です。心拍数は房室結節の伝導能によって決まり、この場合はノコギリの刃（F波：1コで心房1周）3コに対して心室が1回興奮していますから、4：1ではなく3：1伝導となります。

● **問題11**

次の心電図の診断で正しいものを選びなさい。

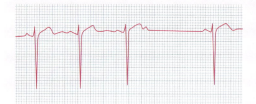

1．洞周期は60回/分程度
2．2度房室ブロックウェンケバッハ型
3．2度房室ブロックモビッツⅡ型
4．伝導されない上室性期外収縮

● **解説**

[答 ▶ 4]

P波を探しましょう。4拍目のP波は、通常のタイミングより早く出現していますから、上室性期外収縮と診断され、後にQRSを伴っていないので非伝導性ということになります。その次のP波が洞周期よりも長くなっているのはリターンサイクルになっているからです。その洞周期は約90回/分です。この上室性期外収縮が心室に伝導されない理由は、期外収縮のタイミングが早すぎて房室結節の不応期にあたってしまったからです。

●問題12

次の心電図の所見で誤ったものを選びなさい。

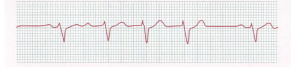

1. 正常者にも見られることがある。
2. 副交感神経の活動亢進で出現する。
3. アダムス・ストークス発作を起こす危険が高いので、ペースメーカーを植込んだほうがよい。
4. とくに処置は必要なく、経過観察でよい。

●解説

[答 ▶ 3]

　P波を探して（T波に隠れているのもあるので要注意）チェックしてみますと、100回/分程度の頻度で規則正しく出ています。次にPQ間隔を見てみると、徐々に延長して房室ブロックとなっています。すなわちこれは2度房室ブロックのウェンケバッハ型です。このブロックは房室結節内で発生し、正常者にも見られます。房室結節には自律神経が入りこんでいて、そのうちの副交感神経は房室伝導能を低下させるので、夜睡眠時など副交感神経が優位になる状況で起こることがあります。

　とくに処置は必要ありません。アダムス・ストークス発作とは徐脈や心停止が原因で起こる失神発作で、普通はウェンケバッハ型が原因になることはありません。

●問題13

次の心電図の所見で正しいものを選びなさい。

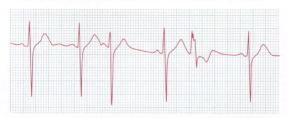

1．上室性期外収縮と心室性期外収縮が見られる。
2．上室性期外収縮のみが見られる。
3．リドカインが効果的である。
4．R on T型の危険な心室性期外収縮である。

●解説

[答 ▶ 2]

　最初のタイミングの早いQRS波は洞リズムのQRS波と同じ形で、早いタイミングのP波が先行しているので上室性期外収縮です。次に早いタイミングで出るQRS波は、幅が広くて一見、心室性期外収縮のようですが、前後のPP間隔は洞周期よりも長くなっています。もしこの幅広のQRS波が心室性期外収縮ならば、心房の興奮とは関係ないところで起きているので、洞周期に影響を及ぼさないはずです。よく見てみますと幅広のQRS波の前のT波のなかにP波が隠れているのです。これは上室性期外収縮で、QRS波の幅が広くなるのはタイミングが早すぎて、右脚の不応期にあたり、右脚ブロック型の変行伝導となったためです。

●問題14

次の心電図の不整脈が心室性期外収縮と診断される根拠で誤ったものを選びなさい。

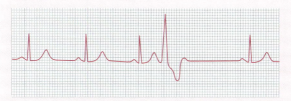

1．T波が陰転化している。
2．QRS波の幅が広い。
3．P波が先行していない。
4．P波は幅広のQRS波と関係なく規則正しく出現している。

●解説

[答 ▶ 1]

心室性期外収縮は心室内で起こる不整脈ですから、興奮は正常の経路を通らず、興奮の終了まで時間がかかります。したがって、心室の興奮を表すQRS波は幅が広くなります。心房からの興奮とは無関係に出現しますから、P波の先行はなく、洞結節は規則正しく興奮するので心房の興奮であるP波も、幅広のQRS波とは無関係に出現します。T波の陰転化は根拠とはなりません。

さくいん

数字

1度房室ブロック	90, 91, 100
2度房室ブロック	92
3度房室ブロック	95
12誘導心電図	54, 115, 118

欧文

Af	77
AF	82, 85
AT	75, 76
A-V block	91
AV block	92, 97
AVNRT	88, 89
AVRT	89
AVディレイ	130
BLS	46, 47
CPR	46
DDDモード	125, 131
f波	78, 81
PAC	64, 66, 68
PMI	126
PP間隔	32, 41, 55, 71
PQ延長	56
PQ間隔	22, 32, 40, 56, 90
PQ短縮	56
PSVT	87
PVC	110
P′波	64
P波	22, 39, 41, 58, 66, 81, 116,
QRS波	22, 32, 36, 86, 95, 128
QT間隔	36, 40, 54
QT間隔	36, 40, 54
RR間隔	35 56, 77, 127
STジャンクション	36
STセグメント	36
ST接合部	36

ST部位	54
ST部分	36
SVPC	65
SVT	87
T波	23
U波	36
VDDモード	125, 129
Vf	119
VF	45
VPC	65
VT	45
VVIモード	124
WPW症候群	103

和文

あ

アッパーレート	130
アドレナリン	60
アブレーション	85
アンビューバッグ	120

い

意識の確認	46
異所性	55
異所性調律	75
一次救命処置	46
一時的ペースメーカー	121
体外式ペースメーカー	121

う

植込み型ペースメーカー	122
ウェンケバッハ型	92
右脚	20
右脚ブロック	41
右心系	11
右心室	13
右心房	13

え

永久ペースメーカー植込み	122, 126

148

エイシス	50

お

応援の要請	46

か

拡張	10
下限心拍数	130
カテーテル	85
完全房室ブロック	95

き

期外収縮	27
器質的障害	99
基線	49
基礎心疾患	113
気道確保	48
機能性のブロック	75
脚ブロック	41
逆行性P波	112
逆行伝導	89
救急カート	46
救命処置	46
胸骨圧迫	48
胸部不快感	80
虚血	36

け

血圧チェック	120
血栓予防	73
ケント束	103

こ

交感神経	60
甲状腺ホルモン	114
高度房室ブロック	97
抗不整脈薬	74
興奮開始	35
興奮間隔	56
興奮周期	35
呼吸の確認	48
固有心筋	15

さ

再分極	36

左脚	20
左脚ブロック	41, 71
左心系	11, 15
左心室	13
左心房	13
三尖弁	14
酸素の投与	118
3段脈	73

し

ジェネレーター	121
刺激伝導系	15
自動能	27
自発脱分極	65
周期的な電位	121
収縮	10
受攻期	26
循環機能	61, 80
順行伝導	89
上限心拍数	130
上室性期外収縮	63
ショートラン	72
除細動器	46
徐脈	39, 61
心筋梗塞	100, 113, 126
信号発生	35
人工ペースメーカー	120
心室	11
心室筋	15
心室興奮	35
心室細動	27
心室性期外収縮	27
心室静止	50
心室側	17
心室中隔	15
心室頻拍	27, 45, 115, 142
心室ペーシング	122, 131
心室由来	22
心静止	49
心尖部	122

149

心臓マッサージ	48
心電図モニター	48
心肺蘇生法	46
心肺停止	45
心拍コントロール	80
心拍数	31, 39, 40
心房	11
心房筋	15
心房興奮	35
心房興奮回数	55
心房興奮周期	55
心房細動	66
心房心拍数	37
心房側	17
心房粗動	82
心房中隔	15
心房頻拍	75
心房ペーシング	122
心房由来	22

す

スローパスウェイ	88

せ

整	15
正常心電図	22
整脈	25
生理的頻脈	61
接合部調律	90
絶対性不整脈	78
絶対不応期	25
旋回	83
旋回路	83

そ

相対不応期	25
僧帽弁	15

た

大循環	11
大動脈	11
大動脈弁	14
脱分極	33

脱分極周期	60
断線	41

ち

致死性不整脈	115
中隔	11

て

デルタ波	104
電気的除細動	45
電気伝導	10
点滴ラインの確保	118
伝導	10
伝導線維	18
伝導能力	78
伝導比	84
伝導路	20

と

動悸	61
同期	123
洞機能不全	68
洞結節	15
洞結節興奮発生回数	55
洞周期	35
洞性P波	55
洞性徐脈	61
洞性心房興奮	66
洞性P波	55,60
洞性頻脈	59
洞不整脈	58
動脈弁	14
特発性心室性頻拍	117

に

二次救命処置	47
2段脈	73

は

肺循環	11
肺静脈	11
バイタルサイン	115
肺動脈弁	14

ひ

ヒス束	15
非生理的	76
非伝導性	67
頻脈	39

ふ

ファストパスウェイ	88
不応期	25
副伝導路	89
不整脈	25, 32, 41, 58, 106, 120, 147
フラットライン・プロトコール	51
プルキンエ線維	15
ブロック	30

へ

ペーシング	121
ペーシング部位	122
変行伝導	70
弁膜症	80

ほ

方眼紙	33
房室回帰性頻拍	89
房室解離	96
房室結節	15
房室結節リエントリー性頻拍	88
房室接合部	16
房室伝導速度	102
房室ブロックの特徴	94
房室弁	14
補充収縮	97, 101
補充調律	96
発作性上室性頻拍	86
発作性心房細動	79
発作性心房粗動	84

ま

慢性心房細動	79
慢性心房粗動	84

む

無脈性心室頻拍	45

め

迷走神経	60

も

モニター	41
モニター装着	48
モビッツⅡ型	93

ゆ

誘導	32

よ

抑制	61
予備能力	80
4段脈	73

ら

ライン確保	48

り

リード	51
リエントリー	82, 90, 106
リセット	29
リターンサイクル	66

れ

レギュラー	32

ろ

ロウアーレート	130

わ

ワーファリン	81

151

看護のための
モニター心電図ガイドブック
2019 年 8 月 5 日　第 1 版第 1 刷発行

著者	田中喜美夫（タナカキミオ）
発行人	中村雅彦
発行所	株式会社サイオ出版
	〒101-0054
	東京都千代田区神田錦町 3-6　錦町スクウェアビル 7 階
	TEL 03-3518-9434　　FAX 03-3518-9435

カバーデザイン	Anjelico
DTP	マウスワークス
本文イラスト	鈴木弘子、渡辺富一郎
印刷・製本	株式会社朝陽会

ISBN 978-4-907176-77-8　　Ⓒ Kimio Tanaka
●ショメイ：カンゴノタメノモニターシンデンズガイドブック
乱丁本、落丁本はお取り替えします。

本書の無断転載、複製、頒布、公衆送信、翻訳、翻案などを禁じます。本書に掲載する著者物の複製権、翻訳権、上映権、譲渡権、公衆送信権、通信可能化権は、株式会社サイオ出版が管理します。本書を代行業者など第三者に依頼し、スキャニングやデジタル化することは、個人や家庭内利用であっても、著作権上、認められておりません。

JCOPY ＜出版者著作権管理機構　委託出版物＞
本書の無断複製は著作権法上での例外を除き禁じられています。複製される場合は、そのつど事前に、出版者著作権管理機構（電話 03-5244-5088、FAX 03-5244-5089、e-mail: info@jcopy.or.jp）の許諾を得てください。